ブレインバンクが拓く精神疾患研究

第1回ブレインバンクシンポジウム
池本桂子　編著

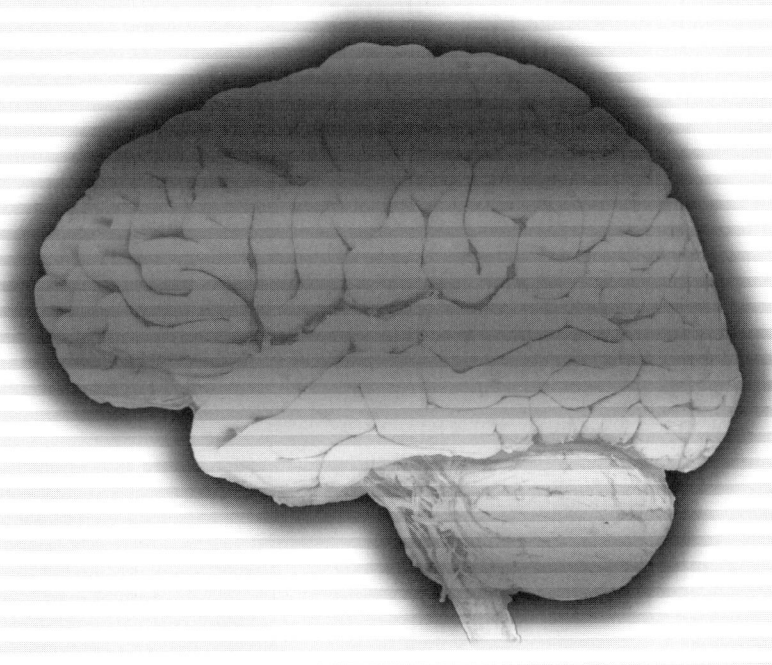

株式会社 新興医学出版社

筆頭執筆者一覧（執筆順）

池本桂子　福島県立医科大学医学部神経精神医学講座臨床教授

橋本恵理　札幌医科大学医学部神経精神医学講座准教授

西村明儒　徳島大学大学院ヘルスバイオサイエンス研究部法医学分野教授

富田博秋　東北大学大学院医学系研究科精神神経生物学分野准教授

國井泰人　福島県立医科大学医学部神経精神医学講座助教

瀬藤光利　浜松医科大学分子イメージング先端研究センター分子解剖学研究部門教授

一瀬　宏　東京工業大学大学院生命理工学研究科教授

加藤忠史　理化学研究所脳科学総合研究センター老化・精神疾患研究グループ・グループディレクター、精神疾患動態研究チーム・チームリーダー

宮川　剛　藤田保健衛生大学総合医科学研究所システム医科学研究部門教授

まえがき

　さる5月22日、広島で開催された第106回日本精神神経学会総会で、「脳バンク宣言」がなされたことが、新聞で報道されました。うつ病、認知症、統合失調症などの病気を研究し、新しい診断・治療を開発するためには、脳そのものの研究が必須であるという点が強調され、全国で脳バンクを広げようという動きが、本邦において、かつてなく強く見られるようになったからです。脳バンクとは、研究を目的として、脳の組織を集積するシステムを指します。病気を持った方、持たない方の脳は、問いません。なぜならば、人の脳は個人差が大きく、病気の研究には、健康な人との比較が必要だからです。編者は、日本で最初の系統的精神疾患脳バンクである福島ブレインバンクの常任運営委員としてこの事業に関わるようになって以来、今年で7年目を迎えます。その間、多くの方々に、励ましのお言葉をいただきながら、ブレインバンクに関連した地道で骨の折れる仕事を続けてまいりました。

　もう4年も前のことになってしまいましたが、2006年10月22日には、科学研究費（基盤（C-18630006）企画）により、国際シンポジウム、「第1回ブレインバンクシンポジウム」を福島において開催することができました。研究費申請時の研究課題は、「精神疾患死後脳バンクのネットワークを用いた研究の推進」というものでしたので、シンポジウムのテーマは、「精神疾患死後脳研究のニューストラテジー」といたしました。けれども、この頃は、「ブレインバンク」あるいは「脳バンク」という言葉の認知度は、今とは比較にならないほど低いものでしたし、研究に必要とされる死後脳を、リサーチリソースとして集積することに対する財政的支援の必要性を理解している人も、現在ほど多くありませんでした。それでも、基礎医学研究者、精神科医、法律関係者、福島ブレインバンク関係者を中心とし、当事者、家族をも対象としたこのシンポジウムに、海外から2人、国内から9人のシンポジストを招待し、会場は、50名近い参加者による熱心な討議がおこなわれる場となりました。

　このシンポジウムの抄録と概要は、Psychiatry and Clinical Neurosciences (2007) 61:S19-23、福島医学雑誌 (2007) 57:68-73、精神医学 (2008) 50:465-469 に

すでに掲載していますが、本書を発行することにしたのは、発表内容やコメントを新たにまとめて下さった一部のシンポジストの先生方の原稿をまとめて、公開したいと考えたからです。10章は後に編者が加筆したものです。

最近の Nature Neuroscience では、神経幹細胞が、海馬や側脳室周辺だけでなく、大脳皮質にも存在するという、日本の研究者による研究結果が掲載されました。この発見は予想されたものであったとはいえ、精神神経疾患の発症、病気の進行や治療における神経幹細胞の役割について、解明を要する新たなテーマが増えたことになります。したがって、精神神経疾患の脳そのものを対象とした研究が、なお一層必要となってきました。

ヒト由来の組織を研究に用いることについては、組織の提供者や御家族の同意が必要であり、脳組織の場合は、提供者本人による生前登録が行われます。また、本人が亡くなったのちに御家族の承諾によって剖検が行われて脳組織が提供されることもあります。いずれにしても、ヒトの脳組織を研究に使用する場合には、厳正な倫理上の条件を満たす必要があります。

本邦では、欧米諸国と比較して、精神疾患ブレインバンクの設立とそのネットワーク化が遅れています。しかしながら、時とともに、日本神経病理学会のブレインバンク委員会の活動に引き続き、日本生物学的精神医学会のブレインバンク設立委員会が、日本全国にブレインバンクのネットワークを設立するための活動を、活発に行うようになりました。本書が、この活動と精神疾患脳研究の推進において、微力ながらも一助になればうれしく存じます。

様々な形で応援して下さった、髙橋清久先生（藍野大学学長）、岡崎祐士先生（東京都松沢病院院長）、髙橋三郎先生（埼玉江南病院院長）、佐藤啓二先生（メープルクリニック院長）、鈴木満先生（岩手医科大学神経精神医学講座准教授）、大川匡子先生（滋賀医科大学睡眠学講座教授）、西克治先生（同法医学講座教授）、北浜邦夫先生（東京都精神医学総合研究所）、Michel Jouvet 先生（フランス科学アカデミー）、明珍明次先生（福島大学名誉教授）、福島県立医科大学神経精神医学講座と関連諸団体の皆様に深謝いたします。

2010年9月10日

編者　池本　桂子

目　次

はじめに ………………………………………………………………………… i

1. 「エピジェネティクス」と「神経幹細胞」（池本 桂子）……………………… 1
2. 精神神経疾患死後脳研究と献体プログラム（橋本 恵理　他）……………… 9
3. ブレインバンクの法的・倫理的問題と
   法医学分野におけるヒト死後脳研究（西村 明儒）………………………… 13
4. 気分障害における死後脳研究と遺伝子発現（富田 博秋）………………… 20
5. 統合失調症死後脳における DARPP-32 と
   カルシニューリンの免疫組織化学的検討（國井 泰人　他）……………… 26
6. 質量顕微鏡によるヒト脳の解析に向けて
   ：ブレインバンクへの大きな期待（瀬藤 光利　他）……………………… 30
7. テトラヒドロビオプテリンと神経精神疾患（一瀬 宏）…………………… 33
8. 精神神経疾患とモノアミン神経系（池本 桂子）…………………………… 35
9. 精神疾患の脳バンクの必要性（加藤 忠史）………………………………… 37
10. 精神疾患ブレインバンクの運営と関連諸問題（池本 桂子　他）………… 40
11. 福島ブレインバンク シンポジウム参加記の印象（宮川 剛、一瀬 宏）…… 50
おわりに ………………………………………………………………………… 54

1.「エピジェネティクス」と「神経幹細胞」

池本 桂子*

はじめに

　近年、精神医学の分野において、精神疾患の死後脳を用いた研究の重要性がますます注目されるようになってきた。これは、精神疾患があくまでも人間の病気であり、動物モデルを用いた研究に限界があること、また、精神神経疾患の脳画像研究や分子遺伝学的研究の進展により、死後脳を用いた細胞や分子のレベルにおける詳細な解析の必要性が示されたことによる。

　しかしながら、本邦では欧米に比較して脳バンクの整備が不十分であり、精神疾患の死後脳研究において、脳バンクのネットワークを用いた研究を行うことは容易ではない。一方、日本にいて海外の脳サンプルを用いた研究を行った場合、多額の日本の研究費を使っても、得られたデータは海外の脳バンクに帰属することになるという不遇な事態が生じる。

　このような中、2006年10月22日、「脳バンク」に助成された最初の科学研究費（基盤（C）企画、課題「精神疾患死後脳バンクのネットワークを用いた研究の推進」研究代表者：池本桂子）によって、福島のホテル辰巳屋において「第1回ブレインバンクシンポジウム」を開催することができた。本企画は、本邦、海外の脳研究者、脳バンク研究者、精神科医、当事者、家族や関係者、関連団体の代表者が会して、脳バンクの整備とそれを用いた研究を推進するための交流を行うことを当初の目的とした。

＊福島県立医科大学医学部神経精神医学講座

テーマ「精神疾患死後脳研究におけるニューストラテジー（新たな戦略）」

　シンポジウムのテーマについては、熟考の末、「精神疾患死後脳研究におけるニューストラテジー（新たな戦略）」とした。研究費の性質上、脳の集積よりもむしろ、「研究の推進」が重要だったからである。さらに、その内容において、「エピジェネティクス（後成的調節）」と「神経幹細胞」の分野の研究の必要性を強調した。すなわち、ゲノム配列の異常ではなく、DNAのメチル化やヒストンの脱アセチル化などによる遺伝子の後成的な調節（エピジェネティクス）および神経幹細胞と精神疾患発症との関連を解明し、治療法の開発に応用しようとする視点で死後脳研究を行うことが、益々必要になっているのではないかという点である。

　海外から、オランダ王立科学芸術アカデミーのRivka Ravid先生と、University of Central FloridaのKiminobu Sugaya教授を招待した。Ravid先生には、大規模なオランダ脳バンクのシステムについて、Sugaya先生には、ヒトの幹細胞の研究の立場からのご意見と研究成果を、それぞれご紹介いただいた。

　国内からは9人のシンポジストを招待した。シンポジウムは、「ブレインバンクの構築」、「ヒト死後脳研究の新しい手法と最近の知見」、「当事者のご家族から」という3部から構成された。脳バンクの構築や倫理上の問題と、脳内のmRNAの発現量が脳のpHに依存するという質の問題や、最近の知見が紹介された。新たなプロテオミクスの手法として、これまでガンの診断に応用されていた質量分析顕微鏡の最新の技術を脳研究に応用しようとする試みや、遺伝子改変動物の表現型解析の方向から統合失調症脳研究を行うという発想が公開された。

内　容

　1997年より活動している「福島精神疾患死後脳バンク」の丹羽真一会長による開会の挨拶の後、研究代表者の編者は、「なぜ死後脳研究が必要か？」という主題で、ブレインバンクシンポジウムを開催した理由、モノアミン神経系の

種族差の問題、エピジェネティクスや神経幹細胞の関与などにふれ、高次脳機能の研究のために最新の手法を組み合わせた死後脳研究の発展が望まれることを述べた。

1. 第1部「ブレインバンクの構築」

　第1部の「ブレインバンクの構築」のセッションでは、福島県立医科大学医学部神経精神医学講座の丹羽真一教授が、「ブレインバンクの構築と拡大」と題し、福島精神疾患脳バンク構築の経緯と問題点を紹介した。福島死後脳バンク構築に当たっての基本的なコンセプトは「当事者積極的参加型バンクの構築」であり、生前登録制、精神的および財政的サポート組織による支持、学識経験者と当事者代表による倫理監視などの方法を採用している。収積された統合失調症の死後脳はまだ23（H22.8.10時点では総計35）に過ぎず、健常対照者脳の収集は困難である。したがって他国の脳バンクから健常者脳の提供を受けて研究を進めている。これまで、①形態学的研究、②免疫染色を用いた研究、③セロトニン受容体についての研究などを行っており、現在、統合失調症の候補遺伝子についてのエピジェネティクスや、ドーパミン系とグルタミン酸系の関連を調節する分子についての研究などを進めているという。

　札幌医科大学医学部神経精神医学講座の橋本恵理先生による「精神神経疾患死後脳研究と献体プログラム」では、同解剖学講座の指導および篤志献体グループの協力のもとに死後できるだけ早期に（6時間以内を目安として）新鮮遺体からの脳組織の提供を受けた脳バンクの試みと、ドイツ–オーストリアブレインバンクなどからの死後脳提供による精神神経疾患の脳情報伝達系に関する研究の紹介があった。死後脳研究の技術的問題の改善と神経幹細胞の応用によって、精神神経疾患の病態研究に新たな展望が開けた。アルコールが動物モデルの神経幹細胞の機能へ及ぼす影響に関する研究も紹介された。

　法医学の立場から、横浜市立大学医学部法医学講座（現　徳島大学大学院）の西村明儒先生が「ブレインバンクの法的・倫理的問題と法医学分野におけるヒト死後脳研究」という講演をし、Alzheimer型認知症などの変性疾患、脳腫瘍、脳炎および頭部外傷後遺症では、剖検脳の検査が診断確定に有用であるものの、統合失調症や躁うつ病では死後診断は不可能であるため、技術開発が望

まれるが、統合失調症の海馬歯状回分子層に見出されたレクチン反応性球状沈着物は剖検診断へ応用できる可能性がある。法医学分野では、かつて、解剖の承諾すなわち研究利用の承諾と認識されていたが、現在は、研究使用の場合は原則として承諾を取り直す必要があるとされている。同様の趨勢を示す海外の例と、研究成果によって得られた利益の還元要求は認められないとする米国の判例が紹介された。倫理面における各国の動きは、本邦の死後脳バンクを構築・管理する上での参考になる。

東北大学大学院医学系研究科精神神経生物学分野の富田博秋先生による「気分障害における死後脳研究と遺伝子発現」という講演において、米国カリフォルニア大学アーバイン校で行われた、ハイスループット解析技術による遺伝子発現量の包括的解析による、気分障害を中心とする精神疾患の死後脳研究が紹介された。いわゆる苦悶状態（agonal state）の長い脳組織では、pH低下とともにRNAが退縮しRNA完全性（integrity）の低下がみられる。死後脳を用いた分子遺伝学研究を行う際の倫理面および技術面での留意点、精神疾患死後脳研究の活性化が精神医療と福祉の向上に結びつくことへの期待が述べられ、今後、東北大学においても脳バンクを設立して、本邦の全国的な脳バンクのネットワーク作りを目指す際の方向性と指針が検討された。

オランダからのシンポジストであるオランダ王立科学アカデミーのRivka Ravid先生は、「精神神経疾患研究目的のためのヒト脳組織の収集と保管における不測の事態と実際（The pitfall and practicalities in collecting and banking human brain tissues for research on psychiatric and neurological disorders）」という講演において、1985年に設立され、現在約3000の膨大な脳保管数を有するオランダ脳バンクの組織と研究を紹介した。ドナー、家族、臨床医、神経病理医と科学者の間の連携は重要であり、クォーリティコントロールには、年齢、性別、臨床履歴、生前の服薬、死亡時の苦悶状態/pH、季節または経年変動、死後時間、処理方法、固定時間と保存時間などの要素が関係する。脳バンク構築と運営に必要な、1. ゲノム解析と臨床記録の開示を含むインフォームドコンセントが確立されたドナーシステム、2. 迅速剖検システム、3. サンプル取り扱いのための適切なプロトコール、4. コンセンサスの得られた診断基準、5. クオリティ・コントロール、6. 法律・倫理指針の遵守、7. 適切で安全な行程に

ついて概略した。脳バンクの生前登録への啓蒙活動は、"Don't take your brain to heaven.…."云々というキャッチフレーズで行われているが、欧米と本邦の死生観の違いが示されていると思われた。

2. 第2部「ヒト死後脳研究の新しい手法と最近の知見」

午後からの第2部、「ヒト死後脳研究の新しい手法と最近の知見」では、まず、米国のUniversity of Central Florida、Burnett College of Biomedical Sciences、Biomedical Sciences Centerの幹細胞研究室のKiminobu Sugaya教授が、「幹細胞と精神疾患（Stem cells and psychiatric disorders）」と題する講演で、死後脳から取り出した幹細胞をラットに移植し、学習能力を向上させることができるという実験事実、reelin（リーリン）遺伝子のノックアウトマウス（リーラーマウス、adult reelin haplo-deficient mice）では、幹細胞の遊走が抑制されるという研究結果を紹介した。分化したヒト神経幹細胞（HNSCs）においてreelinとalpha3-integrin、Dab1が免疫活性を持つ。HNSCsの制御には宿主脳での成熟したリーリンシステムが重要であることが示唆された。精神疾患を「神経幹細胞の病気」であるという観点から捉えることもできるという。

理化学研究所脳科学総合研究センター精神疾患動態研究チームの加藤忠史先生の「精神疾患患者死後脳における遺伝子発現解析」と題する講演では、スタンレー脳バンクの双極性障害および統合失調症患者の死後脳を用いて施行した、DNAマイクロアレイによる遺伝子発現の解析と、遺伝学的あるいはエピジェネティックな基盤についての解析の研究結果が紹介された。稀突起膠細胞に関連した遺伝子のうちsex-determining region Y-box containing gene（SOX10）のプロモーター領域のDNAメチル化率が統合失調症死後脳では高く、SOX10遺伝子の発現の低さと相関していた。これらの結果は、双極性障害と統合失調症の病態生理解明の手がかりになると考えられる。

岡崎統合バイオサイエンスセンター、三菱化学生命科学研究所（現　浜松医科大学）の瀬藤光利先生は、「質量顕微鏡によるヒト脳の解析に向けて：ブレインバンク拡張への大きな期待」という講演で、ノーベル賞受賞者の田中耕一氏の開発した質量分析器による蛋白質解析の原理を応用して、自ら開発した質量顕微鏡について紹介した。ポストゲノムの時代において、プロテオミクス、

メタボロミクスと呼ばれる手法は、非常に重要な役割を果たしている。イメージングマススペクトロスコピーと呼ばれる新手法においては、物質の組織内及び細胞内における空間情報として、顕微鏡レベルの解像度で分子同定が行える。統合失調症などの病因が不明な疾患の脳に対して、このイメージングマススペクトロスコピーを使用することで、病因に関わる分子マーカーが発見できると期待される。

東京工業大学大学院生命理工学研究科の一瀬宏先生による「テトラヒドロビオプテリンと神経精神疾患」という講演では、カテコールアミンの律速合成酵素であるチロシン水酸化酵素（TH）とセロトニンの律速合成酵素であるトリプトファン水酸化酵素の共通した補酵素、テトラヒドロビオプテリン（BH4）の代謝の変化は、モノアミンの量的変化を伴うパーキンソン病や精神疾患の病態と密接に関わると考えられ、BH4の量によるTHタンパク質量の変化には、THの不定形凝集体の形成というメカニズムが関与するという最近の発見について、詳細が報告された。

編者は「精神神経疾患とモノアミン神経系」という講演で、精神疾患の発症においてモノアミン関連遺伝子のエピジェネティクスが関与する可能性があること、筆者らが1997年に報告したヒト線条体の非モノアミン作動性芳香族アミノ酸脱炭酸酵素ニューロン（D-ニューロン）の精神神経疾患の病態と治療における意義を側脳室周囲の神経幹細胞との関連で検討する必要について示した。D-ニューロンは、L-dopaからドーパミンへの変換、外来性のドロキシドーパ（L-threo-DOPS）のノルアドレナリンへの変換、トレースアミン（稀少アミン）の生合成など多機能を有すると考えられる。統合失調症の線条体におけるL-fluoro DOPAの取り込み亢進は、同領域のドーパミンニューロンの過活動を反映するとされるが、実際にはドーパミンニューロン以外に、脳幹縫線核に起始するセロトニンニューロンや線条体に内在するD-ニューロンと芳香族アミノ酸脱炭酸酵素含有グリア細胞の機能の総和を示しているものと考えられる。

福島県立医科大学医学部神経精神医学講座の國井泰人による「統合失調症死後脳におけるDARPP-32とカルシニューリンの免疫組織化学的検討」では、ドーパミン受容体D1サブクラスおよびNMDA受容体の活性を調節する主要分子

であるDARPP-32（dopamine and cAMP-regulated phosphoprotein, 32kD）は、カルシニューリン（calcineurin; CaN）によりリン酸化されるが、CaNはドパミン系、グルタミン酸系経路の下流に位置しており、DARPP-32とCaNを含むカスケードが、統合失調症の病態の鍵を握る可能性があるため、その点について福島精神疾患脳バンクの統合失調症サンプルを用いて検討中であることが、最近の結果とともに紹介された。

京都大学大学院医学系研究科先端領域融合医学研究機構（現　藤田保健衛生大学総合医科学研究所）の宮川剛先生は、「遺伝子改変マウスの表現型解析を起点とした精神疾患の研究」という講演で、遺伝子改変マウスに対して、幅広い領域をカバーした行動テストバッテリーを行い、各種遺伝子の新規機能を見出すという方法を用いて、マサチューセッツ工科大学の利根川進博士らとの共同研究により、CaNの前脳特異的ノックアウトマウスが顕著な作業記憶の障害、社会的行動の障害などの統合失調症様の行動異常を示すという結果を得たことを紹介した。統合失調症患者のゲノムDNAサンプルを用いた相関解析では、CaNの遺伝子が統合失調症と強く相関していた。CaNミュータントマウスでは、海馬錐体細胞の樹状突起が短く数も少ないなど、統合失調症の神経発達障害仮説とも一致し、心臓疾患による高い突然死率、糖尿病の高い罹患率、リウマチの低い罹患率など、従来の仮説では説明がつかなかった現象まで説明可能であるという。遺伝子改変マウスと統合失調症死後脳を用いた今後の研究戦略も紹介された。

3. 第3部「当事者のご家族から」

第3部の「当事者のご家族から」では、神奈川県厚木市の家族会、上森得男氏が、「ドナーの一人から」と題する講演で、家族、およびドナーの立場から、非定型抗精神病薬の開発は、統合失調症の患者や家族に希望をもたらしているが、病気の根本原因がまだ解明されていない現在、精神疾患を克服するために生物学的精神疾患研究は最も期待される分野であり、ヒトの死後脳研究こそ、この難関を突破する鍵である、と主張された。リサーチリソースとしての脳バンクと精神疾患の知識普及の重要性を全国の家族会に訴えているという。社会的ニーズと精神医学的ニーズに応えるための脳バンク発展と脳研究推進を真摯

な態度で応援する家族による講演を聴き、関係者は感動を覚えた次第であった。

4. ディスカッション

シンポジウムには、精神医学、脳研究、神経科学、法医学など関連分野の研究者や学者が全国から約50名参加し、活発な討議が行われた。倫理上の問題、脳サンプルの感染と安全性の問題などについては、時間の関係上十分の討議が行えず、今後に委ねられることとなった。脳バンクのシステム維持と発展に関わる財政的問題への解決策として、大型の研究助成金への応募申請は、出席者が協力して行える分野であるとの指摘を受けた。シンポジウムの抄録はPsychiatry and Clinical Neurosciencesに掲載された[1]。

今後の発展に向けて

学会レベルでは、日本神経病理学会にひき続いて、日本生物学的精神医学会においてブレインバンク委員会ができ、後者においてはワーキンググループの活動から、ブレインバンク設立委員会結成へとステップアップした。一方、神経幹細胞の機能解明と、精神疾患治療における応用とエピジェネティクスに関する研究は急速に進んでいる[2~4]。モノアミン関連物質のうち、唯一、統合失調症関連遺伝子であるとされてきたCOMT遺伝子は、プロモーター領域のDNAの過剰なメチル化による遺伝子発現の抑制が、ドーパミンの機能亢進を生じさせ統合失調症の発症と関わるとの報告があり[5]、福島県立医科大学においては、統合失調症死後脳サンプルを用いたMAOA、MAOB遺伝子のDNAメチル化を検討している[6]。また、抗精神病薬、抗うつ薬、抗てんかん薬と、エピジェネティクスや神経幹細胞の機能との関連の解明が、薬物療法の進歩に資することを示す多数の知見の報告がある[2,4]。

精神疾患の病態解明と治療法開発のために、精神疾患死後脳バンクという貴重なリサーチリソースとそれを用いた研究は非常に重要であり、本邦においても脳バンクの整備と発展が尚一層望まれる。

2. 精神神経疾患死後脳研究と献体プログラム

橋本　恵理*，齋藤　利和*

精神神経疾患研究における死後脳研究の必要性

　神経科学一般は急速に発展しており、種々の蛋白質、受容体、免疫学的マーカーや遺伝子などを検出し、測定する技術の進歩も著しい。このような進歩に伴い、薬理学的、生化学的並びに分子生物学的な手法を用いた精神神経疾患に関する新たな知見が急速に蓄積されてきている。精神神経疾患の病態解明と治療への応用に関する情報伝達系の研究は、これまで主に実験動物や培養細胞を用いた方法で進められてきたが、ヒトと他の動物種では受容体の一次構造の違いのため薬剤の感受性が異なることや、同じ哺乳類間でも蛋白質や遺伝子の調節機構の違いが存在することが知られており、動物を用いた実験系の限界が示唆されている。また、ヒト脳発達・老化や神経精神疾患の成因と深く関わる情動・記憶などの高次脳機能は実験動物レベルでの再現が困難であり、ヒト脳高次機能に関連する物質的基盤を解明するためには、動物や培養細胞を用いた薬理学的視点に加え、ヒト中枢組織を用いたより直接的なアプローチが必須と考えられる。しかしながら精神疾患の生物学的研究方法としては $in\ vivo$ で用いることのできる有効なアプローチ法が少なく、特に生化学的研究のための biopsy が困難である「脳」という臓器の特殊性に起因する、生体における脳研究の限界を認識する必要がある。そこに新たな視点を与えるものとして、ヒト死後脳研究の特色および有用性がある。

日本での死後脳研究の状況

　現在日本では十分に機能しているブレインバンクネットワークはなく、研究

---

*札幌医科大学医学部神経精神医学講座

者の個人の努力により個々の施設において各疾患のサンプルを収集しているのが実情である。よって、サンプル数が数百から数千という規模のブレインバンクを有する諸外国に比べ、比較検討に必要な充分な数のヒト脳組織を用いて多角的・総合的な研究を遂行することは困難である。

　こうした日本の状況の背景としては、欧米諸国に比して、精神障害に対する生物学的アプローチに関する知識や情報が社会一般に普及していないこと、したがって死後脳を用いた生物学的研究を理解し、支持する個人の参加が充分に行われていないことなどがあげられる。更に、文化的背景に根ざした死後組織提供に対する抵抗感、インフォームドコンセントの手続き上の問題、それらを啓蒙する専門家の意識や必要なサポートのための予算の確保なども問題点として考えられる。しかしながら、米国の高校における臓器移植と臓器提供に関する教育プログラムがその知識と理解を深めるのに有効であったという報告もあり、今後この問題に対する教育的取り組みのあり方が重要となると思われる。

今後の死後脳研究の可能性

　このような日本におけるシステムの立ち遅れによる死後脳研究の問題を打開すべく、我々は1990年よりドイツ-オーストリアブレインバンクを管理するWürzburg大学精神科との共同研究を開始し、精神神経疾患の死後脳研究をすすめてきた。更に近年、死後できるだけ早期に、6時間以内を目安として新鮮遺体からの脳の提供をうける試み（早期献体プログラム）による研究応用の可能性を検討した。死後経過時間の短い状態での組織の摘出は、これまでの死後脳研究における技術的問題を改善し、研究の幅をひろげるのに有用である。すなわち、死後経過時間の影響による変性の問題により技術的に困難であった蛋白質やメッセージレベルの死後脳組織における検討を容易にする可能性がある。また、神経幹細胞研究を可能とすることにより、今後の精神神経疾患の病態研究に新たな展望が開ける。将来的には、ヒト死後脳研究としての特長を十分に生かして、精神神経疾患における細胞内情報伝達系の変化と脳内蛋白質の発現、神経可塑性との関連性などの物質的基盤の提示へと結びつき、治療や予防の面で貢献できることが期待される。

　精神科領域でのヒト死後脳研究の発展のためには、前述した脳組織の確保と

保管のためのシステムの整備が不可欠である。しかしながら、既存の欧米諸国のブレインバンクにおいても、国内で徐々に運営されつつあるものにおいても問題となることのひとつに、疾患の比較研究にかかせない対照となる群の確保があげられる。近年、ユーザーの自発的協力により、疾患群に関しては比較的提供者の増加が認められているが、対照群に関しては一般社会への情報が不足している現状では個人の積極的参画が十分には行われていない。よって社会的によく知られているところであり熱心な賛同者の多い献体制度からブレインバンクや医学研究参加への門戸を開く窓口として、正常解剖体の医学研究応用という観点も今後多いに注目されるところであう。

精神神経疾患における神経幹細胞研究の意義と今後の可能性

　近年、胎児期のみならず成体においても神経細胞の新生が確認されている。この神経新生の基となる神経幹細胞は、自己複製能を有すると同時にニューロン、アストロサイト、オリゴデンドロサイトという各種の中枢神経細胞になることができる多分化能を有する未分化な細胞である。ヒトにおいても死後脳の脳室周辺組織からの神経幹細胞の培養の成功が報告されている。神経幹細胞研究は、特に神経再生医療の視点から神経の外傷、脳梗塞、パーキンソン病などを中心に臨床応用が期待されているところであるが、精神疾患においても重要な役割を果たすことが考えられる。海馬など脳内における神経細胞の新生が確認されていることから、このような成人における神経新生が、知・情・意に関するヒト脳高次機能や精神疾患の病態にどのような役割を持つかというような病態研究、さらにはそれを修飾するものとしての新たな薬物治療の可能性の検討など、今後の精神疾患の研究に大きく寄与するものと期待される。

　関連する我々の研究を一部紹介すると、これまでに我々は、抗うつ薬や脳由来神経栄養因子（BDNF）をラット神経幹細胞へ処置することで神経細胞への分化が促進されることを示すとともに、エタノール暴露が神経細胞に影響を与えるよりもかなり低い濃度から神経幹細胞の神経細胞への分化を抑制することを報告している。また、培養神経幹細胞を精神疾患モデルラットに移植し、神経回路網修復機序についての *in vivo* 解析を試み、脳神経回路網障害に対する治療として、神経幹細胞の機能修飾あるいは神経幹細胞移植療法の可能性が示唆

される結果を得ている。

おわりに

　以上、精神神経疾患における死後脳研究の現状と、今後の死後脳研究の可能性、特に神経幹細胞研究への応用の可能性を概説した。精神神経疾患の病態やヒト脳高次機能に関連する物質的基盤の解明にヒト死後脳研究の果たす役割は大きい。本人の生前同意や家族の同意の取得など、倫理的側面の問題の整備を確実にした上で死後脳研究を進めていくことが、過去、現在そして将来の患者本人や家族、社会に寄与するものと思われる。そのためにも十分に機能するブレインバンクシステムの確立、さらにはブレインバンク・ネットワークへと、更なる発展が望まれる。

3. ブレインバンクの法的・倫理的問題と法医学分野におけるヒト死後脳研究

西村　明儒*

　近年、老年人口の増加に伴い、老年期の認知症やその他の精神疾患が増加している。65歳以上の老人の7％前後が認知症で、全国で150万人以上と推定され、2020年代には300万人に達すると予想されている。法医学分野においても認知症老人の路上における信号無視、深夜の徘徊などによる交通事故死や脱水、凍死などで剖検される機会が多くなり、認知症行動と死因との因果関係が問題とされる事例が増加しつつある。アルツハイマー型認知症に代表される変性疾患、脳腫瘍、脳炎および頭部外傷後遺症などは、主として剖検脳を検査することによって診断を行い得るが、死亡時の症状を推定することは困難な場合が多い。

　法医学実務において、以前は、KhachaturianやMirraの病理診断基準を用いて判断していたが、これらはアルツハイマー型認知症に対する基準であり、老人斑の出現を欠く、タングルス型やレビー小体病患者の生前の症状を推定するのには満足とは言えないものであった。近年では、Gallyas-Braakの塗銀染色によって老人斑や神経原繊維変化のみならず、tuft-shaped astrocyte、astrocytic plaque、glial coiled bodyやargyrophilic grainのような変性所見を検出できるようになり、タングルス型認知症やArgyrophilic grain diseaseではBraak and Braakのstagingによって評価することが可能になってきているが、その他の非アルツハイマー型やアルツハイマー類縁の認知症に関しては、依然、評価困難な状態が続いている。

　統合失調症や躁うつ病に至っては、組織検査や血清学的検査によって死後に診断することは全く、不可能であり、更なる研究が待たれている。我々は、統

---

*横浜市立大学医学部　法医学教室
　（現：徳島大学大学院ヘルスバイオサイエンス研究部法医学分野）

合失調症や認知症性脳変性疾患の剖検例の海馬歯状回分子層において数種類のレクチンに反応を示す直径2〜3μmの球状の構造物を検出し、これを spherical deposits（SPD）と名付け、その組織化学的特性や電子顕微鏡による超微細構造の特徴について報告している。SPDは、若年の非精神病者には、ほとんど認められず、高齢者であっても認知症や脳変性疾患でなければ出現していてもその頻度はきわめて低い。アルツハイマー型認知症、タングルス型認知症、嗜銀性顆粒型認知症あるいはレビー小体病の如き、変性疾患脳では、このSPDが比較的高頻度に検出されるとともにBodian法、渡辺法、Gallyas-Braak法などの塗銀染色によって、老人斑、アルツハイマー原線維変化、嗜銀性顆粒、レビー小体などの各疾患における特徴的な変性所見もまた高頻度に認められる。一方、統合失調症脳においては、SPDは高い頻度で検出されるが、変性所見はまったく検出されない。この特徴を利用して、塗銀染色などの病理組織学的検査と併用することで、脳の変性所見がないにもかかわらず、SPDが高頻度に出現しているものを統合失調症と剖検診断することが可能ではないかと提唱している。免疫電顕による超微細構造からはSPDが、ライソゾームに関連したものであることを明らかにしている。抗ニューロフィラメント抗体とレクチンおよびサイバーグリーンによる蛍光三重染色では、SPDは核に隣接した顆粒の集族としてニューロンに存在することが明らかとなり、SPDの隣接する核は染色性が低下している特徴が見られた。また、抗GFAP抗体との染色では、アストロサイト内にSPDは存在しないことが明らかになった。SPDの本態を明らかにするためには更なる検索が必要である。

　剖検診断に有用な所見の検出は、ヒト脳を用いた検索なくしては行い得ないが、法医剖検脳を脳研究の試料とする場合、以下に示す長所および短所があると思われる。すなわち、長所としては、小児から高齢者まで幅広い年齢層にあるため、若年の症例で比較することができることや外因死が多く、受傷から死亡までの経過が短く、しばしば治療を受けていないものに遭遇することがあげられる。高齢の統合失調症患者では、加齢による変化や認知症性の変性所見の合併が認められる場合があるため、純粋な統合失調症の所見か否か判定困難であることや、長期にわたる投薬治療の影響も考慮しなければならない。検出された所見が向精神薬の影響によってもたらされたものである可能性も否定でき

ないのである。また、一口に外因死と言っても、失血と窒息では血行動態的には正反対の印象があるが、死戦期はどちらも短く、集中治療の影響がなければ生前に近い状態が期待できる。

　一方、短所としては、病理解剖に比べて死後経過時間が長くなること、臨床情報が不充分な症例の存在があげられる。一般に法医解剖イコール腐乱死体というイメージがあるが、法医解剖に占める腐乱死体の割合はそれ程多いものではなく、死後経過時間は1日から2日程度が中心である。確かに病理解剖に比して死後経過時間は長くなる傾向にあるが、事件性の低い行政解剖などは、死後経過時間が6時間以内の場合も少なくない。他者が見ている所での自殺の場合、速やかに警察に通報される事が多いが、一方で目撃者の証言が本当に正しいか否か、目撃者を装った犯罪でないことを検証するために解剖が必要となる。このような場合は、死後経過時間が短くなることが多い。したがって、法医剖検脳であっても、全く研究に使用できないほど経過したものばかりではなく、分子生物学的、組織化学的検索に耐えるものも少なからず含まれており、形態学的な検索であればかなりの割合で使用可能と思われる。臨床情報については、特に若い症例では、初診からの経過観察期間が充分でなく確定診断に至っていないものも見られるが、問題行動が目立ちだして家族がそろそろ病院へ連れて行こうかと相談している矢先に自殺したなどという場合には全く臨床情報がなく、家族の言からはコントロールとしての使用は不可能であるが、これこれの疾患群に含めるというほどの客観性もないと非常に中途半端な状態となるものも存在する。また、外因死が多いことは、試料の質としては好ましい因子であるが、自殺となると病歴のないものをコントロールとできるか否かが問題となる。明らかな借金苦の如く、精神疾患の有無が問題になりにくいものもあるが、恋愛問題や職場関係の問題であると背景に何らかの精神疾患が隠れている可能性があるため取り扱いには注意を要する。

　法医解剖には刑事訴訟法第168条に基づく司法解剖、死体解剖保存法第8条に基づく監察医解剖、死体解剖保存法第7条に基づく承諾解剖があるが、司法解剖および監察医解剖は法権力によって行われる解剖であり解剖を行う旨の通知は必要であるが遺族の承諾は必要とされない。従来、法医学分野では、解剖の承諾すなわち研究利用の承諾と認識し、司法解剖や監察医解剖の場合はそも

そも承諾が必要ないからと剖検試料を研究目的に使用していたが、現在は、解剖の承諾で行えるのは死因解明目的の検査までであり、研究使用の場合は、原則として、承諾を取り直す必要があるとされたことから、司法解剖や監察医解剖でも研究使用に関して大学や研究機関の倫理委員会の承認を得た書式でインフォームド・コンセントを得ている。ヒトの組織の所有権に関する意識の変化はわが国だけではなく、世界的にも起こり始めている。イギリスでは、Human Tissue Act 1961（HTA 1961）から Human Tissue Act 2004（HTA 2004）へと改正があり、「反対があれば使用できない」から「研究目的使用の承諾を取る」へ対応が改められている。アメリカでは、研究に協力すると同意した後であっても遺族の返還の申し立てが認められるが、研究成果によって得られた利益の還元要求は認められないとの判決が出されている。わが国では、生存者の組織は遺伝子情報に至るまで本人に属する個人情報として尊重される傾向にあるが、死後の遺体や遺体の一部は、祭祀財産としての扱いを受け、相続の対象である。したがって、所有権は、相続者に属し、医学研究への提供も遺族の同意が必要とされる。

　イギリスでは、Bristol Royal Infirmary および Royal Liverpool Children's Hospital の両病院における小児血管外科手術の質が問題とされたことをきっかけに病理解剖後の臓器・組織が遺族に無断で保存されていることが発覚した。保健省は両病院の保存実務に対して調査を行い、さらに、臓器保存に関する調査委員会（Retained Organs Commission）が全国的な調査を行った。イギリス政府はこれらの調査結果を受けて人体由来組織の保存ならびに利用に関してコンサルテーションペーパー（Human Bodies, Human Choices）を発し、包括的な新法の必要性を訴えた。HTA 1961 では、死体の医学研究および教育利用の要件として、本人の生前の同意がある場合あるいは本人の生前の反対またはいかなる親族の反対も知られていない場合と規定していたのに対して、HTA 2004 では、生体、死体由来組織の保存および利用の要件として、保存しようとする者は、Human Tissue Authority の免許を必要とし、生きている子供（18歳未満）由来で判断能力がある場合は、本人の同意または親の同意、生きている子供（18歳未満）由来で判断能力がない場合は、親の同意、生きている成人由来の場合は、本人の同意を必要としている。また、死体由来の場合は、本人の生前

の意思、親または本人が指名した者の同意、遺族の同意の順で尊重されると規定された。この変化を受け、検死官（Coroner）による死因解明目的で行う解剖についても組織保存の手続きが変更された（Coroners Rules 2005）。それによると解剖のための遺族の同意は不要であるが、理由と手順の説明はされるべきであり、解剖への同意と組織の保存・利用については別途同意が求められるべきであるとされている。したがって、解剖医は検死官に対して死因解明のために保存する必要のある臓器を通知し（必要と考えられる保存期間を通知することもできる）、それを受けて、検死官は解剖医に対して保存すべき期間を通知するとともに遺族に保存する臓器とその期間ならびに保存期間終了後の選択肢（処分、返却、研究利用）が通知されるのである。

　アメリカ合衆国では、いわゆるThe Common Ruleには、「いかなる研究に参加するのも自由意志であり、いつでも協力を取り下げることができる」と規定されているが、参加することや取り下げることに付帯する事情に関して法廷での争いになっている。最近の判例を以下に紹介する。

　Moore事件（1990）。1976年、John MooreはHairy-cell leukemiaに罹患した。彼の脾臓は悪性の細胞で満たされた状態になった。主治医のGolde医師はUCLAの超一流のガン研究者であったが、脾臓の摘出を勧め、彼はそれに従った。Golde医師は彼の脾臓の細胞からcell lineを構築し、"Mo" cell lineとしてパテントを取得した。Mooreは"Mo" cell lineが市場で30億ドルの価値に達していると知って利益の一部を要求して、要求が認められなければ、研究への協力を取り下げると法廷に訴えた。1990年、カリフォルニア州の最高裁判所はMooreの要求を棄却した。「あなたが自分の組織に対して持つことができたかも知れない所有権は、あなたの承諾の有無にかかわらず、あなたの身体から取り去られるとともに消失する。あなたが医師の診察室あるいは研究室にあなたの組織を置いた瞬間、誰かが取ろうが売ろうが捨てたものと諦めるのである。」最も重要な点は、Mooreの主張は、Golde医師のパテントに抵触するために認められなかったことにある。Golde医師の発明の価値に重きが置かれたのである。

　Greenberg事件（2003）。原告のGreenbergはCanavan病の子供を持って苦労した経験から原因遺伝子を探している研究者に組織を提供した。研究は、非

営利団体によって主導されたが、被告である研究者は、診断法と治療法を開発し、その遺伝情報でパテントを取り、そのためCanavan病の診断テストにライセンス料が付加され値上がりしたと訴えた。裁判所は訴えを棄却した。曰く、「血液であれ、組織であれ、第三者の手に自ら渡した時点で所有権は消失する。」

一方、血友病患者であったTed Slavinは、1950年代の半ばから凝固因子を含む疾患スクリーニングのされていない血液製剤で治療を受けていた。これは、彼が繰り返し、B型肝炎ウイルスに暴露されていたことを意味した。彼は1970年代までウイルスに暴露され、その頃には彼の血液中にB型肝炎ウイルスに対する抗体が高濃度に存在することが判明した。Slavinの主治医は、この抗体のことを彼に話し、彼は、大きな儲けに繋がることを理解した。病気の発作で身障者となったSlavinは血清を売って生活費に充てた。しかし、それだけで済まさずに彼はThe Fox Chase Cancer CenterのBaruch Blumbergに血清を提供し、Blumbergはワクチンを作り上げた。

Ted SlavinとJohn Mooreの違いは、情報である。Slavinは自分の血液に価値があると知っていたから自分の体を離れる前に条件を提示してコントロールできたのである。いわゆるThe Common Ruleには、「いかなる研究に参加するのも自由意志であり、いつでも協力を取り下げることができる」と規定されているが、取り下げる前に提供された側が行ったことまで白紙に戻すことまでは認めていないのである。ヒトの組織を使った個々の研究に対する同意形成に画一的な方法や標準的な方法あるいは同意形成に向けてのガイダンスが存在する訳ではない。

研究者と提供者の間以外にも問題の発生する可能性は存在する。Catalona事件（2006）ではそのような問題が明らかとなった。William Catalonaは世界でトップレベルの前立腺外科医である。彼が1980年代の末から集め始めた前立腺ガンの試料は世界で最も大きなものであり、36,000人の男性から集めた前立腺4,000以上、250,000の血液試料でその多くは、彼の患者からの提供であった。Catalonaは彼の患者に研究内容やリスクを詳細に説明した文書で同意を取っており、いつでも協力を取り下げることができると明記されていた。彼は季刊のニュースレターを発行し、啓発活動も行っていた。ただ、Catalonaと彼の患者と彼の雇い主であるワシントン大学の見方が異なっていた事が問題であった。

ワシントン大学はCatalonaが共同研究者やバイオテクノロジー会社に無償で試料を提供して大学が受け取るべき儲けを逃していることは受け入れられないと提訴した。Catalonaは辞職し、シカゴのノースウエスタン大学に異動した。試料を提供した患者6,000人の署名でワシントン大学に保管されている試料の移動を要求したが、裁判所は、試料の所有権はワシントン大学にあると判断を下した。

　ヒトの組織の所有権に関する各国の動きを紹介したが、これらの考え方は、わが国でブレインバンクを構築し管理する上で重要な指針を提示するものと思われる。わが国でブレインバンクが構築され活用され始めれば、必ず、海外からの申請がなされるであろう。その際、国際的なニーズに対応できるだけのルール作りがあらかじめ不可欠であると思われる。

　わが国では、死後の遺体や遺体の一部は、祭祀財産としての扱いを受け、相続の対象であり、所有権は、相続者に属し、医学研究への提供も遺族の同意が必要とされる。この場合の遺族は、配偶者や子供などを想定しているが、例えば、司法解剖では、これらの遺族が被疑者であれば、同意を得るのにふさわしくないと考えられ、他者から同意を得ることとなるが、兄弟姉妹、叔父叔母、従兄弟、どの範囲が適当であるかは、ケースバイケースで検討される必要があると思われる。ブレインバンクを構築し管理するためには、研究上の生命倫理の問題だけでなく、社会制度上の問題も考慮する必要があると思われる。

4. 気分障害における死後脳研究と遺伝子発現

富田　博秋*

はじめに

　気分障害を含む精神疾患の病態に関与する分子遺伝学的機序を捉えるために数万に及ぶ全ゲノムの遺伝子の転写物の発現量を包括的に解析するハイスループット解析技術を用いて精神疾患罹患者および非罹患対照者の死後脳における遺伝子発現パターンを解析する試みが世界中でなされてきている。一方で死後脳組織の分子遺伝学的研究を行い信頼のおける知見を得るためには倫理的側面および技術的側面への十分な配慮を要する。第1回ブレインバンクシンポジウムで筆者は気分障害の話題を中心に (1) 精神疾患の病態解明を進める上での死後脳を対象とする分子生物学的研究を行うことの重要性、(2) これまでに死後脳遺伝子発現解析研究で集積されてきた知見、(3) 死後脳を対象とする分子遺伝学研究を行う上での技術面での留意点、(4) 死後脳を対象とする分子遺伝学研究で今後解明されるべき課題、(5) 東北大学における脳バンク設立と多施設間連携による日本における脳バンクネットワーク構築の必要性 について下記のごとく講演を行った。

(1) 精神疾患の病態解明を進める上での死後脳を対象とする分子生物学的研究を行うことの重要性

　全ゲノム連鎖解析や相関研究などのDNA多型解析は末梢血液などから抽出したジェノミックDNA（gDNA）の塩基配列を調べることで、主に脳内で何ら

---

*東北大学大学院医学系研究科精神神経生物学分野

かの疾患特異的な役割を果たしていると考えられる遺伝子を同定できる可能性をもたらすことが期待され精神科領域でも精力的に研究が行われている。一方で遺伝子はgDNAの塩基配列情報が一旦メッセンジャーRNA（mRNA）に転写され、その転写物（すなわちmRNA）が蛋白に翻訳され、翻訳後修飾を受け、他の分子と相互作用することで始めて生体内で様々な生理機能を発現するが、これらの遺伝子の転写、翻訳、翻訳後修飾、機能発現といった分子遺伝学的な現象は細胞特異的、組織特異的におこるものである。死後脳組織を研究対象として脳内の各部位・各細胞種特異的に起こるこのような分子遺伝学的現象のうちどのような機構が精神疾患の罹患感受性や治療奏効機序に関与しているかを捉える研究は、塩基配列情報に基づく研究のみからでは知りえない疾患の病態や治療奏効機序に関わる豊富な情報をもたらす重要な研究領域と考えられる。

(2) これまでに死後脳遺伝子発現解析研究で集積されてきた知見

　これまでの死後脳組織を対象としてマイクロアレイ等の技術により精神疾患の成因に関する脳内の分子遺伝学的現象を包括的に検討した研究を限られた時間で総括することは困難であるが、本シンポジウムでは代表的な知見として下記の知見を紹介した。統合失調症罹患者および気分障害罹患者の死後脳でミエリン形成に関する遺伝子発現が減少していることは複数の研究グループ間で最も共通して認められる所見であり、今後の確認とその機序や病態との関連に関する検討を要する。また、ミトコンドリア機能に関する遺伝子の発現の変化も複数の研究グループによって報告されており注目される。しかし、ミトコンドリア機能に関する遺伝子の発現は死亡時の影響によって敏感に影響を受けることが知られているので今後も注意深い検討を要する。この他、複数の研究グループが細胞間や細胞内の信号伝達に関わる遺伝子発現の変化を報告している。本シンポジウムではこの中から筆者らが解析を進めているGタンパク共役受容体とその細胞内2次信号伝達系に関わる遺伝子発現の変化について紹介した。更に筆者らの取り組みとして、機能が特定されていない未知の遺伝子をその発現パターンから精神疾患の成因との関連をもつ可能性のある候補遺伝子として

特定する試みについても紹介した。

(3) 死後脳を対象とする分子遺伝学研究を行う上での技術面での留意点

　死後脳組織を対象とする研究を行う場合、性別、生活歴（アルコール、喫煙、依存性薬物摂取歴を含む）、死亡時の年齢、死因、死亡時の状況（agonal factor）、死亡後脳組織凍結までの時間（post-mortem interval：PMI）、解析に用いられるまで凍結されていた期間（freezer time）、生前の病状の経過、死亡時の精神状態、治療歴、合併症の影響などの様々な要因を厳正に評価しコントロールすることが重要な鍵を握る。この中でも死亡時の状況（agonal factor）は遺伝子発現プロフィールなどの分子遺伝学的現象に特に大きな影響を持つと考えられる。臨床データ、死亡時の状況の評価に加えて、組織pH、RNA完全性（integrity）の評価を行うことは死後脳を対象とする分子遺伝学的研究においては必須と考えられる。組織pHは死亡時の苦悶状況（agonal state）の生体への影響を反映していると考えられており、死亡前の衰弱、死亡直前の低酸素状態、昏睡、腎不全や多臓器不全等の状況下では死亡前後に脳組織がアシドーシスの状態になると考えられるため、組織pHはagonal factorの指標となる。さらに苦悶状況や死亡時のアシドーシスは転写物発現やRNAの安定性に大きく影響し、苦悶状況を経た脳組織ではRNAの退縮が認められることが多い。蛋白発現量等も死亡時の状況、組織pHなどの要因により大きく影響を受けるため、これらの要因の厳密なコントロールは死後脳を対象とした分子生物学的研究全般に重要であると考えられる。

(4) 死後脳を対象とする分子遺伝学研究で今後解明されるべき課題

　近年、マイクロアレイ研究を始めとして死後脳を対象とする分子遺伝学的研究が活発に行われるようになってきたとはいえ、死後脳を対象とする分子遺伝学的研究にはまだ残されている課題が山積しており、今後の益々の研究の隆盛

が望まれるところである。今後、取り組むべき課題として以下A～Eのような事項が挙げられる。

A）これまでのデータの妥当性の確認

　これまでのマイクロアレイ研究の対象症例数は数十例程度という限られたものであったが、今後、更に各コーホートの症例数を増やしたり、独立したコーホートで再現性を検討する必要がある。また、研究グループによって死亡時の状況、組織pH、RNAの安定性等の検討の状況が不均一であり、今後、研究グループ間でのクオリティ・コントロールの方法の統一化を図る必要がある。また、対象症例数の増加に伴いより厳密なクオリティ・コントロールを適用することも可能になると考えられる。症例数が増えれば、治療歴、病型等その他の様々な要因を変数として検討を行うことも可能になる。

B）細胞種特異性の検討

　これまでの主なマイクロアレイ研究は死後脳組織ブロックから抽出したRNAサンプルを対象に行われてきたが、死後脳組織ブロックには多様な細胞種が混在しているため細胞種間の構成比のばらつきによる偽陽性が生じたり細胞種特異的な変化が見逃されることになる。このため今後はlaser capture microdissection等の手技を用いることで細胞種特異的な分子遺伝学的現象の検討が必要になる。

C）転写物多様性の検討

　これまでのマイクロアレイ研究は各遺伝子の代表的な転写物のみの発現を計測するものであった。しかし、大多数の遺伝子はgDNA上に転写物に転写される複数のエクソン部分とエクソンを隔てる転写されないイントロン領域とからなっており、エクソン部分の組み合わせの多様性のため1つの遺伝子から複数種の転写物が転写される。このため同じ遺伝子由来の異なる転写物が異なる種類の蛋白に翻訳されたり、あるいは蛋白に翻訳されることなく他の転写物の発現調節を行う転写物も想定されている。また、一旦転写されたmRNAが編集を受けて塩基配列が変わる現象も知られる。これらの転写物の多様性も細胞・組

織特異的な現象であり、技術的にはハイスループット解析も可能になってきており、今後、精神疾患との関連での解析が望まれる。

D）遺伝子発現調節

　細胞・組織特異的な転写物の発現量を調節する機構として、gDNAのメチル化や染色体構造や染色体を構成するヒストン蛋白の修飾により塩基配列情報以外で細胞分裂時に保存されて遺伝子の発現に影響を与えることで細胞の表現型に影響を与えるエピジェネティックスと呼ばれる分子遺伝学的現象が知られる。また、ゲノムからマイクロRNAと総称される蛋白には翻訳されない様々な短いRNAが転写され、転写調節等に関与していることがわかってきている。これらの転写調節機構の解明も今後の重要な課題となると考えられる。

E）プロテオミクス／メタボロミクス

　遺伝子転写物以外でもタンパク発現量やタンパクによる代謝産物や脂質等の細胞・組織中含有量の解析等も重要な課題として残される。

（5）東北大学における脳バンク設立と多施設間連携による日本における脳バンク・ネットワーク構築の必要性

　米国では精神疾患を対象にした脳バンクとしてスタンレー財団が全世界の研究者に脳組織を提供してきた他、ハーバード大学、カリフォルニア大学ロサンジェルス校、同大学アーバイン校、ピッツバーグ大学、マウント・サイナイ医学校、コロンビア大学、ペンシルベニア大学、国立精神保健研究所等に脳バンクが設立され、精神医学・精神医療の発展を願っての死後脳の寄付の受け皿となって既に活発に活動している。更に他の複数の大学でも精神疾患脳バンク設立の動きがあることは死後脳研究が精神疾患病態解明の中で益々重要な位置を占めてくることを反映している。一方、日本では脳バンクの整備が大幅に遅れており、このことはこれまで精神科領域での死後脳組織を対象とするマイクロアレイ研究のほとんどが米国の脳バンクが提供する脳組織によってなされてい

ることからも明らかである。このような状況下において下記A～Cの理由等から今後、国内の複数の施設で脳バンクを設立し、施設間連携により脳バンク・ネットワークの構築を行うことが必要と考えられ、筆者も東北大学での脳バンク設立を図っている。

A）白人とアジア人の人種差

主に白人を対象とする欧米脳バンクを基にした研究ではアジア人・日本人特有の分子遺伝学的特性が見逃される。白人とアジア人・日本人では遺伝的バックグラウンドも異なることから、アジア人・日本人に有用な精神医学的、分子遺伝学的知見を集積する上でアジア人・日本人を対象とする脳バンクの設立と分子遺伝学的研究が望まれる。

B）脳バンク間のプロトコルの相違

これまでの欧米の脳バンクで用いられてきた臨床症状、脳組織pH、RNA安定性等に関する情報の集積・評価の仕方等のプロトコルは脳バンク間で相違があり、異なる脳バンク間のデータを単純に比較することは困難である。今後、日本国内の複数の施設で本格的な脳バンク運営が行われるようになる際に欧米で蓄積された知見を基に最適なプロトコルを準備してこれを共通に用いれば、国際的にも信頼性の高い脳バンク・ネットワークの構築が可能になる。

C）単一の脳バンクで集積できる検体数の限界

単一の脳バンクで集積できる検体数には限界があるため、研究対象となる症例数の制限は世界的にも研究の進展の足枷となっている。日本で共通のプロトコルを用いる複数の脳バンクの検体を対象とする解析が可能になれば、より信頼性の高い知見が得られることが期待される。

今後、日本で死後脳を対象とした分子遺伝学的研究に関して罹患者、家族、精神医療従事者、研究者や一般の人の間で理解が広がり、脳バンクの整備が進むことで、死後脳組織を対象とする精神疾患の分子遺伝学的研究が活発化し、精神医療・福祉の向上に結びつく知見が集積されることが望まれる。

5. 統合失調症死後脳における DARPP-32 と カルシニューリンの免疫組織化学的検討

國井　泰人[1,2], 和田　明[2], 楊　巧会[2],
池本　桂子[2], 鈴木　利光[1], 丹羽　真一[2]

背景、目的： 統合失調症は、多くが青年期に発病し幻覚や妄想、解体症状、感情の平板化、意欲の低下など多彩な症状群により診断され、再発と慢性化という経過をたどる深刻な精神障害である。

これまで統合失調症の病因を明らかにするために、疾患集積家系における連鎖解析、実験動物研究、薬理学的研究、機能的画像研究など様々なアプローチが精力的に行われてきた。その中で数多くの仮説が提唱されてきたが、現在研究者が一致して認めるものに、ドーパミン仮説とグルタミン酸仮説の二大仮説がある。

ドーパミン仮説は統合失調症脳でのドーパミンの過剰伝達を想定するもので、その主な根拠は、抗精神病薬がドーパミン受容体を遮断することと、ドーパミン伝達を高めるアンフェタミンなどの覚醒剤やコカインが統合失調症様の幻覚妄想状態を引き起こすことにある。最近では前頭前皮質では D1 受容体を介するドーパミン伝達が低下を示すとの報告もあり、この仮説は単純なドーパミンの過剰伝達からより複雑なものへと変化してきている。

一方グルタミン酸仮説は、グルタミン酸系神経伝達の低下を想定するもので、その根拠はフェンサイクリジン（PCP）などの NMDA 受容体アンタゴニストが、統合失調症症状を引き起こすことにある。アンフェタミン精神病と異なり、PCP 精神病では陽性症状だけでなく陰性症状も生じることは興味深い。

これらの統合失調症病因の二大仮説は必ずしも互いに矛盾するものではない。ドーパミン系とグルタミン酸系は細胞レベルでも神経終末レベルでも豊富

---

[1] 福島県立医科大学医学部病理学第二講座
[2] 同　神経精神医学講座

な相互作用がみられる。しかもその作用は互いに拮抗的であるようである。このドーパミン系とグルタミン酸系の相互作用を細胞レベルで調節していると考えられ、最近注目されている分子がDARPP-32（dopamine and cAMP-regulated phosphoprotein, 32kD）である。

DARPP-32遺伝子は、17q12に位置しエクソン7つからなる分子であり、DARPP-32mRNAは主に脳（特に尾状核、淡蒼球、側坐核、小脳など）におけるドーパミン受容体を含むニューロンに発現し、その遺伝子産物はリン酸化された状態で活性化し強力にprotein phosphatase-1を抑制することで種々の重要なタンパク質（イオンチャネル、イオンポンプ、神経伝達物質受容体、転写因子）の生理活性を制御する。DARPP-32の重要性は特に、ドーパミン受容体D1サブクラス及びNMDA受容体の活性を調節する主要分子として想定されてきた。上述したように、統合失調症におけるドーパミン系及びグルタミン酸系の二大システムの病態生理学的変化を考えると、非常に興味深い分子として注目されている。2003年にDARPP-32を脱リン酸化し不活化する、カルシニューリンという酵素をコードする遺伝子が発症関連の遺伝子であるとの報告があり、この分子の統合失調症における重要性を更に強調している。これらのことから、カルシニューリン、DARPP-32を含むサーキットは、統合失調症の病態の鍵である可能性がある。

2002年、統合失調症死後脳の背外側前頭前皮質（BA46）において、Western blot法によるDARPP-32タンパクの減少が報告された。しかしその報告はDARPP-32タンパクの減少がDARPP-32発現細胞の減少によるのか、細胞のDARPP-32発現量の減少によるのか、ということに関して疑問を残した。2006年、同じく統合失調症死後脳の背外側前頭前皮質（BA9）における*in situ* hybridizationによる検索では、DARPP-32mRNAの発現には変化がないということが報告された。これにより統合失調症死後脳の背外側前頭前皮質におけるDARPP-32の異常は、転写ではなく翻訳の過程にあることが示唆された。実際、統合失調症患者のDARPP-32遺伝子解析では、疾患に関連した変異やハプロタイプは検出しないという報告がある。背外側前頭前皮質以外の死後脳の検索では、前部帯状回と視床の*in situ* hybridizationによるmRNAレベルの評価があるが、いずれも変化はないという結果であった。また、興味深いことに、DARPP

-32を標的にした上記の二つの死後脳研究では、抗精神病薬の影響を、アルツハイマー病患者の死後脳の検索とラットを用いた動物実験により調べているが、いずれも影響はないとする結果であった。抗精神病薬の標的であるドーパミンD2受容体の下流にDARPP-32があることを考えると、その発現に影響がみられないことは驚きである。

　以上のように、DARPP-32は統合失調症の病態生理を考える上で非常に重要であるにも関わらず、統合失調症死後脳を用いた研究は少なく、結果も一致していない。今回我々は、組織、細胞レベルで統合失調症におけるDARPP-32の局在状態を明らかにするために、前頭前皮質を含め、これまでの統合失調症研究でドーパミン系、グルタミン酸系の異常の報告が多く、構造的、機能的画像研究でも異常が指摘され統合失調症の病態生理に関与が大きいと考えられている領域である、海馬、側坐核、被殻、尾状核において詳細な免疫組織化学的検討を行った。

方法：免疫組織化学的手法を用い、BA46、海馬、側坐核、尾状核、被殻におけるDARPP-32タンパクについて調べた。二次元 cell counting 法により、ニューロン、グリアに分けて免疫陽性細胞率、免疫陽性細胞密度を測定し統合失調症群と健常対照群で比較検討した。統合失調症群に関しては、罹病期間、抗精神病薬、抗コリン薬の概算生涯投与量との相関を解析した。また蛍光多重免疫染色により、DARPP-32陽性のグリアがアストロサイトかどうかの同定を行った。

対象：統合失調症死後脳組織は、福島県立医科大学医学部神経精神医学講座内福島ブレインバンクから、健常対照死後脳組織は福島県立医科大学附属病院病理部から得られた。本研究におけるヒト死後脳組織の使用については、福島県立医科大学倫理委員会の承認を受け、ヘルシンキ宣言に従った。統合失調症死後脳9例と、年齢、性別、死後時間（PMI）等をマッチさせた健常対照群死後脳9例を用いた。全ての統合失調症患者は米国精神医学会 the Diagnostic and Statistical Manual of Mental Disorders（DSM-Ⅳ）の診断基準を満たし、他の神経疾患、物質乱用の既往はなかった。また全ての健常対照者は、精神疾患、神経疾患、物質乱用の既往がなかった。2群間で、平均年齢、平均死後時間に有

意な差はみられなかった。

結果：BA46における免疫染色パターンの定性的な解析では、統合失調症群ではグリア優位の免疫陽性、健常対照群ではニューロン有意な免疫陽性というように両群で明確な違いがみられた。定量的な解析では、統合失調症群においてBA46第Ⅱ、Ⅲ、Ⅳ、Ⅴ層のDARPP-32免疫陽性ニューロン密度に有意な低下を認めたが、DARPP-32免疫陽性グリア密度にはどの層においても有意な差を認めなかった。各群における免疫陽性ニューロンと免疫陽性グリアの比較では、健常対照群ではⅠ層のみ免疫陽性グリア密度がニューロンより大きいという有意な差を示したのに対し、統合失調症群ではⅠ層、Ⅱ層で有意な差を示し、Ⅲ、Ⅳ、Ⅴ、Ⅵ層で免疫陽性グリア密度がニューロンより大きい傾向を示した。海馬ではDARPP-32免疫陽性ニューロン率とDARPP-32免疫陽性グリア率にどの領域でも両群に有意な差はなかったが、DARPP-32陽性グリア率では統合失調症群のCA2、CA4、歯状回で低い傾向がみられた。各群における免疫陽性ニューロンと免疫陽性グリアの比較では、両群とも同様のパターンを示した。線条体では、被殻のDARPP-32免疫陽性ニューロン率が統合失調症群で低い傾向を示し、被殻の総ニューロン密度が統合失調症群で大きい傾向を示した。相関解析では、BA46において概算抗精神病薬生涯投与量と統合失調症群Ⅱ、Ⅲ、Ⅴ層の免疫陽性ニューロン密度に高い正の相関（それぞれⅡ：$r=0.772$、Ⅲ：$r=0.751$、Ⅴ：$r=0.748$）、統合失調症Ⅱ層の免疫陽性グリア密度にも高い正の相関（$r=0.792$）が認められた。海馬では概算抗精神病薬生涯投与量と統合失調症CA4の免疫陽性ニューロン率に高い正の相関（$r=0.742$）が見られた。線条体では、概算抗コリン薬生涯投与量と統合失調症被殻の免疫陽性ニューロン率に負の相関（$r=-0.693$）が見られた。蛍光多重免疫染色により、DARPP-32免疫陽性のグリアがアストロサイトであることを同定した。

結論：統合失調症におけるDARPP-32タンパクの低下は領域、細胞に特異性がある。それらは抗精神病薬により抑制される可能性があるが、その効果にも細胞特異性がある。これらの所見は統合失調症理解において、ニューロン-グリアネットワークの重要性を示唆する。

6. 質量顕微鏡によるヒト脳の解析に向けて
：ブレインバンクへの大きな期待

瀬藤　光利*,**，上田　洋司*，杉浦　悠毅*，新間　秀一*

　ヒト死後脳研究のシンポジウムに招いていただきありがとうございます。

　しかし、恥ずかしながら、今回の我々の発表にはヒト脳の研究データはありません。その理由は、普通の研究者がヒト脳を利用するのが、非常に困難であるからです。今回、丹羽先生、池本先生が中心となってBrainbankを立ち上げた事を非常に嬉しく思います。

　私は東大内科を経て、解剖学の廣川研でキネシンと呼ばれるモータータンパクの研究をしていました。抗体やGFP tag付加などを行い、モノの局在及び動態を観察しておりました。しかし、私自身、これらの方法では、起きている現象そのものを、実際に観察している事になるのかを常々疑問に感じておりました。つまり、従来の方法では、「観察したいモノしか観察できないのでは、ないのか？」と思ったわけであります。

(胃潰瘍の写真　省略)

　ここに、1枚の写真があります。これは、胃潰瘍の患者の病変組織の写真です。現在では、胃潰瘍はヘリコバクターピロリ菌によって生じるとわかっております。オーストラリア人のバリー・マーシャル氏とロビン・ウォレン氏の両名が、ピロリ菌によって胃潰瘍が生じるという事を発見するまでは、誰もがこの写真を見ていたのにも関わらず、ピロリ菌を見る事ができませんでした。その理由として、米国病理学会の会長が「胃潰瘍は細菌が原因ではない」という発表をしたからです。その発表の後、誰もが細菌の存在を疑いませんでした。

*岡崎統合バイオサイエンスセンター　三菱化学生命科学研究所
(**現：浜松医科大学分子イメージング先端研究センター分子解剖学研究部門)

つまり、人間は先入観によって、見えているものも見えなくなる事を語っていると思います。これは、非常に怖い事だと私は感じます。それゆえ、先入観なく変化している物質を見つける方法はないかと、私は常々考えておりました。その方法として、Imaging MSが適切ではないかという考えに至りました。

(分析機器の変遷の図　省略)

これは分析機器の変遷を示しています。分析機器の発達には、一定の形式が存在しております。つまり、最初に大きな物理学的な測定方法の発見があり、それが2次元のデータ解析、3次元のデータ解析と次元があがっていきます。色がついている部分は、すべてノーベル賞を受賞しています。最初の1次元の測定方法の発見は、天才的な発見であり、私には無理かもしれませんが、1次元から2次元に次元を上げる事は私にもできるのではないかと思いました。つまり、現在の質量分析器を1次元の解析から2次元に上昇させようという考えに至りました。

質量分析は、2002年に田中耕一（島津製作所）とJohn B Fenn（Virginia Commonwealth University）両氏が、生体高分子イオン化手法の開発という業績に対し、ノーベル化学賞を受賞した事からわかりますように、ポストゲノム時代には非常に重要な役割を果たしております。質量分析で用いられる生体試料は、分離・精製されて解析されます。その結果、生体分子の同定や、タンパク質の翻訳後修飾などがわかります。しかし、その過程において、分子の位置情報は失われてしまいます。つまり、「この分子が組織中にどこに存在するのか」というのが判断できなくなります。

Imaging MS（IMS）とは、組織切片の任意の部位でイオン化を行い、飛行時間型質量分析計（TOF-MS）により、生体分子の分布・局在の情報を得るという技術であります。いわば、2次元の質量分析であります。

(lipidの局在の図　省略)

この図は、ある種のlipidの局在を示したデータであります。タンパクや低分子化合物の挙動は、抗体や放射線ラベルによって、わかる場合が多く、情報は多いですが、lipidの情報は非常に少なくなっております。なぜなら、lipidは

色々な種類が存在し、それぞれを見分ける抗体や色素は作成が難しいため、それぞれの局在はよくわかっておりません。現在出回っているlipidを染める色素を使用すると、脳全体がまんべんなく染まり、特異的な局在を観察することはできませんでした。しかし、今回の研究から、lipidも種類によって、特異的な局在を示すことが初めてわかりました。これらの知見は、全くの予備知識なしに、先入観なしに発見する事ができました。脳へ刺激をしてやることで、ガングリオシド G_{M1} の局在が変化する可能性も見いだしました。

　最後にブレインバンクへの期待を述べたいと思います。
　人はわからないモノを怖がります。過去の文学的名作、森鴎外「雁」においては、怖くて理解できないモノとして結核が登場し、恋人たちの離別を引き起こします。現在、医学の進歩により、結核は治療できるものとなりました。現代人からすると「雁」の登場人物の内面は、容易に理解しにくくなりました。これを現代に置き換えると、村上春樹「ノルウェイの森」でしょうか？「ノルウェイの森」では精神病が、理解できない怖いものとして登場し恋人の仲を引き裂きます。
　統合失調症の死後脳で、部位特異的な代謝異常があるのではないか？まず我々が技術的に成功している、パラフィン切片でヒト死後脳を観察して研究を行いたいと思います。それにより、統合失調症に対応する分子マーカーを同定したいと考えています。多数の分子マーカーの発見により、統合失調症発症の分子メカニズム解明に役立てたいと思います。
　そして、ゆくゆくは、統合失調症を怖い病気ではなく、理解でき、かつ治療できる普通の病気にしたいと考えています。

7. テトラヒドロビオプテリンと神経精神疾患

一瀬　宏*

　テトラヒドロビオプテリン（BH4）は、カテコールアミン生合成の律速段階を触媒するチロシン水酸化酵素（TH）、および、セロトニン生合成の律速酵素であるトリプトファン水酸化酵素の共通の補酵素である。カテコールアミンやセロトニンはパーキンソン病や気分障害、統合失調症などの神経精神疾患の病態と深い関わりを持っている。BH4は3種の酵素、GTPシクロヒドロラーゼI、ピルボイルテトラヒドロプテリン合成酵素（PTPS）、および、セピアプテリン還元酵素（SPR）の作用により、グアノシン三リン酸から生合成される。

　我々はこれまでに、PTPSノックアウトマウスを世界で初めて作製し、*in vivo*でBH4が欠乏すると、TH活性が低下してカテコールアミンの合成量が減るばかりでなく、THタンパク質量も減少することを発見した。BH4の量によるTHタンパク質量の変化は、カテコールアミン生合成の新しい調節機構である。このマウスの脳を解析したところ、THタンパク質量の減少は、パーキンソン病患者剖検脳と同様に線条体背側部において顕著であることが明らかになった。

　BH4のTHタンパク質への作用を解析するために、*in vivo*において精製ヒト組換え型THタンパク質とBH4との相互作用について、酵素化学、タンパク質化学、円二色性偏光、分析用超遠心による沈降速度係数の測定、電子顕微鏡による観察などさまざまな手法を用いることにより解析した。その結果、BH4がTH分子のコンフォメーションを引き起こしTH数分子から構成される不活性な会合体が生じ、さらに時間が経つと強固な不定形凝集体を形成することを明らかとした。このBH4によるTHの不活性化は、BH4がTHに対するKm値の10分の1以下の低い濃度でも起こった。これらのことから生体内においても、

*東京工業大学大学院生命理工学研究科

BH4濃度が低下してチロシンの水酸化反応が充分行えないような状況では、BH4がTH凝集体の形成を促進しTHタンパク質の減少が起こると考えられた。

　これらの結果から我々は、BH4代謝の変化がモノアミンの変化を伴うパーキンソン病や精神疾患の病態と密接に関わっていると考えている。今後ヒト剖検脳なども使ってさらに研究を進めていき、精神疾患とBH4代謝との関連について明らかにしていきたい。

8. 精神神経疾患とモノアミン神経系

池本 桂子*

　モノアミン神経系、特にドーパミン系やノルアドレナリン系は人で発達しており、統合失調症や気分障害などの精神疾患においてモノアミン神経系の機能異常が存在することは広く認められてきた。統合失調症では疾患関連遺伝子のほとんどは、モノアミン関連遺伝子ではなく、むしろ、神経突起の伸長や発達に関わる遺伝子である。モノアミン関連遺伝子についてはエピジェネティクスの検討が必要であると考えられる。

　ヒトの線条体には、第一段階ドーパミン（DA）合成酵素であるチロシン水酸化酵素（TH）を持たないが、第二段階DA合成酵素である芳香族アミノ酸脱炭酸酵素（AADC：aromatic L-amino acid decarboxylase, ＝ dopa 脱炭酸酵素）を有するニューロンが多数存在する（Ikemoto et al. 1997）。AADCは、5-hydroxytryptophanをセロトニンに、ヒスチジンをヒスタミンに、また外来性droxidopa（L-threo-DOPS）をノルアドレナリンに変換する、比較的非特異的な酵素であり、tyramineやphenylethylamine（PEA）などのトレースアミンの律速合成酵素でもある。ヒト線条体の大半のAADC陽性ニューロンのように、AADCを含有しながらも、DA作動性でも、セロトニン作動性でもないニューロンを、Jaegerらは、D-ニューロンと命名した（1983, 1984）。6-OHDAで中脳を破壊したパーキンソンモデルラットの線条体では、AADC陽性ニューロンが増加し、L-dopa投与によってその細胞内にDAが合成される（Mura et al. 1995, 2000）。これらのAADCニューロンの大半もD-ニューロンであり、局在、形状などより、脳室下ゾーンの神経幹細胞由来である可能性が示唆される。

　統合失調症の線条体におけるL-fluoro DOPAの取り込み亢進は、同領域のド

*福島県立医科大学医学部神経精神医学講座

ーパミンニューロンの過活動を反映するとされるが、実際にはドーパミンニューロン以外に、脳幹縫線核に起始するセロトニンニューロンや線条体に内在するD-ニューロンと芳香族アミノ酸脱炭酸酵素含有グリア細胞の機能の総和を示しているものと考えられる。統合失調症死後脳標本を用いた検討では、D-ニューロンは線条体、とくに側坐核において減少していた（Ikemoto et al. 2003）が、この意義はよくわかっていない。D-ニューロンが神経幹細胞由来であると仮定した場合に、統合失調症において、神経幹細胞の増殖が低下しているという最近の報告は、このことと矛盾しない（Reif et al. 2006）。トレースアミンの受容体のうち、染色体6q23.3上にコードされるトレースアミン関連受容体4（TAAR4）の遺伝子の多型が統合失調症の発症に関わるとの報告があり（Duan et al. 2004）、統合失調症の発症におけるトレースアミンの関与についてさらなる研究が待たれる。

　線条体D-ニューロンと側脳室周囲の神経幹細胞との関連や、トレースアミン代謝におけるD-ニューロンの果たす役割について、今後さらに検討する必要がある。

9. 精神疾患の脳バンクの必要性

加藤　忠史*

　精神疾患において、脳を研究する必要があることは、今更強調するまでもないことであるが、実際には精神疾患の脳研究は危機に瀕している。日本における生物学的精神医学の研究は、末梢血由来DNAを用いた遺伝子研究と脳画像研究に二極分化しており、近年、日本生物学的精神医学会や神経病理学会などの関連学会においても、精神疾患の死後脳研究の演題はほんの数題しかないのが現状である。DNA研究でわかるのは遺伝的危険因子であり、疾患そのものではない。精神疾患の最終的な生物学的表現型は、当然脳にしか存在しないと考えるべきであろう。20世紀初頭に盛んに行われた精神疾患の神経病理学研究が功を奏さなかったのは、決して精神疾患が脳の異常ではないからではなく、当時の技術に限界があったからであると考えられる。最新の遺伝子発現解析や免疫組織化学の技術を用いることで、当時の技術では明らかにできなかった形態学的異常が発見される可能性は大いにある。20世紀初頭には盛んに脳研究が行われていた我が国がこのような状況に陥ってしまった一因は、1960年代の学生紛争に始まった極端な反精神医学運動後、四半世紀に渡って続いた精神医学の停滞により、有形無形の財産が破壊されてしまった影響が大きい。

　現在、精神疾患の死後脳研究論文の大半をしめているのは、米国のスタンレー脳バンクサンプルを用いた研究である。我々の脳研究でも、専ら同バンクより供与を受けたサンプルを用いている。

　スタンレー脳バンクは1994年に創設されたが、既に625名分の脳を集積し、150名以上の研究者にサンプルを送付したという。彼らは、主として司法解剖の脳サンプルを収集している。司法解剖時、遺族の同意に基づいて脳を収集し、

*理化学研究所脳科学総合研究センター精神疾患動態研究チーム

遺族からの聴取によって生前診断を決定し、左右半球を凍結／固定にわけ部位毎に保存している。

　彼らは、研究者からの申請を受けて、内容が重ならないように審査した上で、背景因子を一致させたセットとして、希望する研究者に無料で配布している。当初は、統合失調症、うつ病、双極性障害、対照群の4群60名のサンプル（consortium sample）を、その後、統合失調症、双極性障害、対照群の3群105名の死後脳より抽出したRNA（microarray collection）を配布している。サンプルは匿名化して送られ、データと引き替えに臨床情報が送られてくることになっているために、生データが確実にバンク側に提供されるように工夫されている。生データの所有権はスタンレー脳バンクに帰属しているが、彼らはこれを商業的に利用しようとしている訳ではなく、生データをデータベースとして一般に公開することによって、社会貢献を果たしている。

　一方、日本においては、精神疾患患者の死後脳の収集はまだまだ途上であり、福島医科大学のブレインバンクがほとんど唯一に近い取り組みである。他にも、施設内コレクションをしている施設はあるが、希望する研究者に配布することを含めて目指している取り組みはなく、特にPhD研究者が参入することは容易ではない。また、施設内コレクションは統合失調症が中心となり、気分障害患者の脳はほとんど収集されていない。

　死後脳研究は、直接患者を対象とする訳ではなく、動物実験に用いられている方法と同様の神経科学の最先端技術を利用することが可能であるため医師でない神経科学のPhD基礎研究者が参入することで、大いに進歩が期待される。PhD研究者が精神疾患の死後脳研究に参加することで大きな進展が期待でき、死後脳収集の現場と基礎研究者の間をつなぐシステム作りが鍵となるだろう。

　気分障害患者の場合、多くが自殺で亡くなるため、病理解剖は行われにくい。一方、現在日本では法医解剖が行われる率が低く、異状死者の死因究明のための解剖は、わずか9％と、先進国最低のレベルにあるという。また、倫理的問題によって、死因究明以外の脳の研究は困難となっている。

　今後は、この困難な疾患を解明して欲しいという当事者やご家族の希望をくみ取った形で、当事者、家族、研究者が一体となって脳研究を推進していくことが重要であろう。精神疾患、特に気分障害は、現状のままで脳研究が進む可

能性は乏しい。脳における分子生物学的な研究を可能にし、病因解明を進めるには、十分な品質管理が行われた凍結脳と形態学的解析が可能な固定脳を平行して蓄積し、希望する研究者に配布するような、脳バンクを設立することが必要であろう。

10. 精神疾患ブレインバンクの運営と関連諸問題

池本　桂子*，丹羽　真一*

はじめに

近年、脳画像・神経生理学的・神経心理学的検査法の発達により、統合失調症などの精神疾患における、脳機能・脳形態の異常についての非侵襲的な解析が可能となった。その結果、精神疾患における微細な脳構造上の問題を死後脳研究によって一層明らかにする必要が生じた。死後脳サンプルが、研究のための非常に重要なリサーチリソースであることは明らかである。

ブレインバンク運営に求められる条件には、①厳正な倫理ガイドラインの遵守、②国際的標準化手順の採用、③訓練されたユーザー、医療提供者、研究者の自発協力、が挙げられる。倫理ガイドラインについては、病名告知に基づく研究参加への同意と生前登録（死後に脳を提供することを本人に生前に登録していただくこと）が望ましく、生前登録の際の同意書に含まれる内容としては、①プライバシー保護の保証、②死後脳の使用・保存法、③臨床病歴の使用、④遺伝子研究への使用、⑤同意撤回の自由、がある[7]。

本邦では、欧米に比較して精神疾患ブレインバンクの整備が遅れており[8〜14]精神疾患の死後脳研究において、ブレインバンクのネットワークを用いた研究を行うことは容易ではない。この事態に対処するために、ここ数年、本邦のブレインバンクの整備を目的として、国立精神・神経医療研究センター、理化学研究所脳研究センターなどで、ブレインバンクに関する検討会が開催された。

福島県立医科大学では、こうした動きに先駆けて、1997年よりブレインバンクを独自に設立し運営を行ってきた。本稿では、精神疾患ブレインバンクの運営に関わる立場から、その運営と関連する諸問題[7,10,14]について論じたい。

---

*福島県立医科大学医学部神経精神医学講座

日本における精神疾患ブレインバンク

　福島県立医科大学では、1997年以来、生前登録を中心とした、系統的精神疾患死後ブレインバンク（会長：丹羽真一）を全国に先駆けて構築し[7〜9]、その維持と発展のために地道な努力を続けてきた。現在、精神疾患の脳保有数は35例である。2006年には、福島において科学研究費補助金（C-18630006, 研究代表者：池本桂子）による国際シンポジウムである、「第1回ブレインバンクシンポジウム」を研究者を対象に開催した[1,13,15]。主として「死後脳研究の推進」がテーマであったが、ブレインバンク運営や維持に関わる諸問題についても検討した[9]。

　ブレインバンクに準じるものとして、1997年から、筋・神経疾患と精神疾患を診療する一部の国立病院と療養所が保存している剖検脳組織と生検筋組織の検体情報を共有して共同研究に使用することを目的として、リサーチリソースネットワーク（RRN：Research Resource Network）が構築された[16]。当初、厚生科学研究費補助金（脳科学研究事業）が助成され、厚生労働省精神・神経疾患研究委託費（主任研究者：有馬邦正「リサーチリソース ネットワークを用いた神経・精神疾患の研究資源（剖検脳等）の確保と病態解明を目指した研究」）などにより、引き継がれている[17]。脳組織は剖検実施施設に保管され、検体情報が国立精神・神経センターのデータベースに登録されているが、閲覧と検索は国立病院の研究者とその共同研究者に限定され、一般公開はされていない。

　福祉村病院の長寿医学研究所の脳バンクもよく知られているが、認知症や神経変性疾患が中心であり、統合失調症や気分障害の脳サンプルの収集は少ない。

　「ブレインバンク」に対し、「ブレインコレクション」と呼ばれるものは、他の施設に脳を提供するのではなく、研究者が目的に応じて脳サンプルを採取し、自施設内において保存するという収集脳である。本邦では、ブレインバンクの整備は遅れているが、東京都の松沢病院を初めとして、相当数のブレインコレクションを有する施設は多い。

I. 厳正な倫理ガイドラインの遵守

a. 生前同意と啓蒙活動

　福島精神疾患ブレインバンクでは、「当事者積極的参加型バンクの構築」を基本的コンセプトとして生前登録を重視している[7]。死後脳を「希望の贈り物（Gift of Hope）」として、未来の精神疾患研究のために「贈与」するという生前登録である。生前同意を普及させるためには、啓蒙活動や教育活動が不可欠であり、当事者、家族、医療関係者だけでなく、一般の人たちの理解と協力を要する[18]。当事者の家族の中には、長期間にわたり、ブレインバンクの普及のために尽力している生前登録者もいる[19]。

　精神疾患ではないが、生前登録を重視するブレインバンクとして、2006年から、国立精神・神経センター武蔵病院を中心に厚生労働科学研究費補助金（難治性疾患克服研究事業）が、「パーキンソン病ブレインバンク」（主任研究者：久野貞子）に助成されている。

　生前登録を重視し、脳研究と脳サンプルの必要性について啓蒙活動を行うことは、今後一層重要と考えられる。

b. 法律上・倫理上の問題

　剖検脳は「死体解剖保存法」（昭和24年6月10日制定、平成17年7月15日最終改正）に従って採取され（第2条）、保存される。「死体解剖保存法」による剖検脳の保存施設としては、医学に関する大学、医療法（昭和23年制定）の規定による地域医療支援病院、特定機能病院が規定されているが、これら以外の施設においては、都道府県知事の許可が必要である（第17～19条）。

　法医解剖には、司法解剖と行政解剖がある。前者は、犯罪性のある死体の剖検を、裁判所が大学の法医学教室の医師に嘱託し、犯罪捜査として刑事訴訟法（昭和23年制定）に基づき行うものであり、後者は、行政の一環として死因の究明を目的とし、監察医（死体解剖保存法 第8条）が行うものである。東京の監察医務院では、例外的に司法解剖も行う。前者は、家族の同意を要さず、後者は、家族の同意を得て行われる。かつては、法医剖検脳が、家族の同意なしで研究に用いられたことがあった。1999～2000年、東京監察医務院の行政解

剖に関わる不祥事（http://members.tripod.com/step215/hor19990627.htm）とそれ以降の報道（http://www1.ezbbs.net/14/sara）がきっかけとなり、倫理の問題が社会的に厳しく問われ始め、「家族の同意に基づく死後脳の研究使用」が倫理上の必要条項とされるようになった。これは、「診断・治療は、一切医師任せ」という前時代的なパターナリズムへの批判と同時に進行したようである[20,21]。法医剖検脳は、病理解剖の症例と比較して、詳細な病歴が得られにくいが、健常人の脳標本を得るには良い方法である。本邦では、法医剖検脳をブレインバンクのサンプルとして使用することについて制度上の限界がある[22]ことが、本邦でブレインバンクが発展しない理由の一つとして指摘されている。

神経疾患の場合とは異なり、統合失調症などの精神疾患では、剖検後の病理診断の結果を家族にフィードバックできるほどの明らかな脳組織上の変化が認められている訳ではない。個々の症例の脳組織の解析によって得られる所見を統合して、統一した診断基準を作成する可能性について明確な事は言えず、また、剖検による精神疾患の診断基準作成が可能であるとしても、家族に剖検結果を説明するシステムが確立されるまでに、今後さらに時間を要すると考えられる。精神疾患の脳剖検に対する理解が得られにくい理由でもある。

剖検脳を用いた遺伝子研究の場合は、さらに、「ヒトゲノム・遺伝子解析研究に関する倫理指針」（平成13年文部科学省・厚生労働省・経済産業省告示による）に従って、インフォームド・コンセントを得なければならない。個人情報守秘への配慮は、いかなる研究にも求められる。精神科の病床数の多い病院では、剖検資格を持つ医師の存在により、多数の剖検脳が得られる可能性がある。しかし、すでに、得られた剖検脳について、倫理上の基準を満たしていないために、処分することを余儀なくされたり、家族の同意を取り直すという、「再同意の問題」を抱えている施設は少なくない。

研究結果より生じた利益の還元については、ヒトの材料由来の培養細胞などによる研究成果によって得られた利益を還元するように、サンプル提供者の遺族が要求した米国の判例では、認められないとされた。倫理面における各国の動きは、本邦の死後脳バンクを構築・管理する上での参考になる[1]。

Ⅱ. 国際的標準化手順の採用

a. クォーリティ・コントロールについて

　クォーリティ・コントロールには、年齢、性別、病歴、服薬内容、死亡時の苦悶状態（agonal state）、pH、季節または経年変動、死後時間、処理方法、固定時間と保存時間などの要素が関係する[9,23]。

　Agonal state の長い脳組織では、pH低下ともにRNAが退縮しRNA完全性（integrity）の低下がみられる。すなわち、脳内のmRNAの発現量が脳のpHに依存するという質の問題があり、この影響は、疾患や病態による変動よりも大きい[23,24]。蛋白やペプチドの定量、酵素活性の定量、微細構造などは、死後から固定もしくは凍結までの時間が長いと、結果の信頼性が低下する。mRNAの発現量を検討する場合は、pHのチェックは必須である[23]。

b. 剖検の迅速さ

　上記の理由により、死後から剖検までの時間を短縮する努力を払うことは重要である。剖検資格を持つ医師が病院にいて、死亡後速やかに剖検できることが最善であるが、剖検資格を持つ精神科医の数は少なく、また、剖検設備を備えた病院はわずかである。都道府県面積第3位の福島県では、剖検は基本的には福島医科大学附属病院の病理部で施行するため、死亡後のご遺体は県内の各病院から搬送することが必要である。したがって、死後から剖検までの時間が必然的に長くなることが多く、これまで収集し得た脳サンプルの死後から固定までの時間は、最低6時間程度となっている。一方、電子顕微鏡を用いた組織検索に堪える超微細構造を保持するためには、死後から固定までの時間は3〜4時間以内が理想とされる。

　このような理由により、死体解剖保存法第2条の述べる剖検資格を有する医師が自施設の精神疾患の症例の剖検を行い、超微細構造検索のために特別に脳サンプルを保存するという、コレクション志向をとることがある。

c. 研究者のニーズへの適合性の問題

　福島ブレインバンクでは、ハーバードブレインバンクと同様の方法[25]によっ

て、左半球を凍結脳とし、右半分をホルマリン固定としている。多数のサンプルを収集する際には、1症例ずつ、左右を入れ替え、左右半球が凍結脳とホルマリン固定脳が脳同数ずつ収集できる方が良い。これらの収集・処理方法によって、大体の組織化学・生化学・分子遺伝学的研究を網羅できる。

　他方、特殊な処理方法によらなければ解析できない病態や分子が存在する。例えば、ホルマリン固定からパラフィン切片を作成する一般的な病理学的手法ではなく、4％パラホルムアルデヒド固定をし、浮遊法で免疫組織化学的染色を行ったり[26]、ブアン液による固定を施すことが抗原保持に最適な場合がある。また、解析したい脳領域の微細構造によって、スライスの方向に調整を加えることが不可欠なことがある。

　国際的標準化手順を採用したブレインバンクが、研究者の実際のニーズにどの程度応えられるか、あるいは、自由度を考慮し、新たな標準化手順を作成する必要があるか、という問題がある。

　多数の脳サンプルを使用した統計的解析を要する研究には、国際的標準化手順に従った多数の剖検脳が必要である一方で、一卵性双生児間の発現遺伝子の相違の検討のように、少数のサンプルで行える研究がある。研究計画に見合ったブレインバンクと脳サンプル、もしくはブレインコレクションの選択が必要である。

Ⅲ. 訓練されたユーザー、医療提供者、研究者の自発協力

a. 脳サンプルの感染の有無と安全性の問題

　プリオン病やHIVが生前に診断できている場合は、剖検をせず火葬するといった方法で、感染予防に努めている病院は多い。その際、生前登録しているドナーの剖検脳（＝「希望の贈り物」）が、その厚意にも関わらず、ブレインバンクの標本として扱えなくなるという事態が生じる。一方で、それは理不尽であるとの疑問も差し挟まれる。試料の感染性は、標本の処理の仕方により大きく異なり、一般に、ホルマリン固定より凍結脳の方が、感染性が高い。病歴に感染の有無についての記載のある場合を除いて、HIVなどによる不顕性感染の

危険は常に考慮に入れる必要がある。医師は、肝炎、梅毒、HIVなどの感染試料の扱いに比較的慣れているが、医師以外の研究者は、安全性に関して過敏であることが多い。病院や大学ではなく、企業の研究室のように、ヒト由来の感染試料の扱いに慣れていない設備を使用する場合、安全管理は一層厳重になる傾向がある。

　B型肝炎、C型肝炎、HIVの検索については、凍結脳からキットを使ってDNAもしくはRNAのチェックをするか、業者に依頼してチェックする方法がある。我々は、海外から提供を受けたサンプルや法医剖検脳の場合、前者の方法を採用している。さらに、一部業者に委託することにより、感染の有無をチェックしている。

b. 財政面での諸問題

　ブレインバンクのシステム構築、維持運営と発展に関わる財政的問題は、常に課題となってきた。厚生労働省の研究費は、臨床応用の可能性と必要性を重視し、文部科学省、日本学術振興会の研究費は、研究の必然性と発展性に重きを置いている。脳収集が研究に先行しすぎると、研究費獲得は困難になるようである[8]。学会レベルで脳研究のリサーチリソースの必要性を啓蒙する動きが求められており、科学技術振興財団（JST）の戦略的創造研究推進事業（CREST）や米国国立衛生研究所（NIH）などの大型研究助成金への応募申請を、研究者同士が協力して行うことが必要であると考えられる。日本神経病理学会、日本生物学的精神医学会では、ブレインバンク委員会が活動を開始しているので、今後の進展に期待したい。

おわりに

　精神疾患の病態解明と治療法開発の目的において、ブレインバンクは貴重なリサーチリソースである。本稿では、精神疾患ブレインバンクの運営に関連した諸問題を指摘した。本邦では、剖検のシステムや死生観が欧米と異なる。また、ブレインバンクの構築・運営には多額の費用と時間と労力を要する。倫理面・技術面の諸問題に善処しつつ、ブレインバンクネットワークの組織化と機能の円滑化を図ることが、脳研究を推進するために必要である。

文　献

1) Ikemoto K, Niwa S : "New strategies for psychiatric research using post-mortem brains", Proceedings of the 1st Symposium for Brain Bank, 22 October 2006, Fukushima, Japan. Psychiatr Clin Neurosci 61: S19-23, 2007
2) Duan X, Chang JH, Ge S, et al : Disrupted-in-schizophrenia 1 regulates integration of newly generated neurons in the adult brain. Cell 130: 1146-1158, 2007
3) Reif A, Fritzen S, Finger M, et al : Neural stem cell proliferation is decreased in schizophrenia, but not in depression. Mol Psychiatry 11: 514-522, 2006
4) Tsakova N, Renthal W, Kumar A, et al : Epigenetic modulation in psychiatric disorders. Nat Rev Neurosci 8: 355-367, 2007
5) Abdolmaleky HM, Cheng KH, Faraone SV, et al : Hypomethylation of MB-COMT promoter is a major risk factor for schizophrenia and bipolar disorder. Hum Mol Genet 15: 3132-3145, 2006
6) 池本桂子：「統合失調症死後脳におけるモノアミン関連遺伝子のDNAメチル化状態」（課題番号：17591225）平成17年〜平成18年 科学研究費補助金（基盤研究（C）一般）研究成果報告書 平成19年5月
7) 丹羽真一：精神疾患研究のための系統的ブレイン・バンクネットワークの設立. 精神経誌, 104：152-157, 2002.
8) Matsumoto I, Ito M, Iwasaki T, Niwa S, et al. : Establishment of the first systematic brain bank network for psychiatric disorder in Japan, In ： Miyoshi K, Shapiro CM, Gaviria M, Morita Y, eds, Contemporary Neuropsychiatry. Springer-Verlag, Tokyo, p310-313, 2001.
9) 松本出, 池本桂子, 伊藤雅之, 井上裕紀, 他：統合失調症を主とした精神疾患死後脳バンク 本邦における系統的確立を目指して. 精神医学, 47：559-567, 2005.
10) 國井泰人, 池本桂子, 楊巧会, 和田明, 他：わが国における精神疾患死後脳バンクの現状と問題点. 分子精神医学, 6：270-276, 2006.
11) Schmitt A, Bauer M, Heinsen H, Feiden W, et al. : How neuropsychiatric brain bank should be run : a consensus paper of Brainnet Europe II. J Neural Transm, 114 : 524-537, 2006.
12) Torrey EF, Webster M, Knable M, Johnstone N, et al. : The Stanley Foundation

brain collection and neuropathology consortium. Schizophr Res, 44 : 151-155, 2000.
13) Ikemoto K : Comment on "Banking on the future of stem cells". Nature, 452 : 263, 2008.（Online 13 March 2008）,〈http://www.nature.com/news/2008/080313/full/452263a.html〉
14) 池本桂子：精神疾患ブレインバンク：その必要性と関連した諸問題. 脳と精神の医学, 19 : 127-132, 2008.
15) 池本桂子：「エピジェネティクス」と「神経幹細胞」──福島における「第1回ブレインバンクシンポジウム」. 精神医学, 50 : 455-469, 2008.
16) 厚生科学研究費補助金（脳科学研究事業）精神・神経疾患リサーチリソースネットワーク（バンク）に関する研究　剖検班「剖検脳等を用いた精神・神経疾患の発生機序と治療に関する研究」総合研究報告書（平成9, 10, 11年度）（主任研究者：高嶋幸男）
17) 国立病院・療養所共同臨床研究　神経・筋疾患政策医療分野　脳組織リサーチリソースネットワーク（脳組織RRN）を用いた神経・筋疾患の発生機序と治療に関する研究　平成14年度　研究報告書（研究申請者：有馬邦正）　平成15（2003）年3月.
18) 高野美智子編：─ 脳バンク ─ 当事者・家族が見た精神医学研究の1500日. 福島県立医科大学医学部神経精神医学講座内精神疾患死後脳バンク運営委員会, 福島, 2006.
19) 上森得男：やっと本当の自分に会えた─統合失調症と生きる当事者・家族からのメッセージ. アルタ出版, 東京, 2006.
20) Ikemoto K, Nakamura M : Forced deprogramming from a religion and mental health : A case report of PTSD. Int J Law Psychiatry, 27 : 147-155, 2004.
21) 池本桂子, 石橋一寿, 中川季子, 西克治：医療倫理における教育モデルとしての「信仰上の理由による無輸血治療の選択」. 医学教育, 36 : 31-37, 2005.
22) ブレインバンク検討委員会調査報告書：海外のブレインバンクの運営状況（委員長：新井信隆）日本神経病理学会, 平成11年6月.
23) Tomita H, Vawter MP, Walsh DM, Evans SJ, et al. : Effect of agonal and postmortem factors on gene expression profile : quality control in microarray analyses of postmortem human brain. Biol Psychiatry, 55 : 346-352, 2004.
24) Kato T, Kakiuchi C, Iwamoto K : Comprehensive gene expression analysis in bipolar

disorder. Can J Psychiatry, 52 : 763-71, 2007.
25) Vonsattel JP, Aizawa H, Ge P, DiFiglia M, et al. : An improved approach to prepare human brain for research. J Neuropath Exp Neurol, 54 : 42-56, 1995.
26) Ikemoto K, Suzuki T, Ichinose H, Ohye T, et al. : Localization of sepiapterin reductase in the human brain. Brain Res, 954 : 237-246, 2002.

11. 福島ブレインバンク
シンポジウム参加者の印象

宮川　剛*，一瀬　宏**

　福島ブレインバンクシンポジウムの参加者からの御意見の一部を以下にご紹介いたします。

「神経科学者SNS」より抜粋
宮川　剛さんの日記
2006年10月23日　06:48
　シンポジウムの参加記です。福島ブレインバンクは、精神疾患のブレインバンクとしては、日本で最初のもののうちの一つだと思いますが、実際には死後脳を収集する上での困難さがよくわかりました。丹羽先生によると「さんざん苦しんでいる子供なのに死んだ後まで切り刻まれたりされねばならないのかという不憫さ」を感じるご家族もいらっしゃるとのこと。死後脳を使用した研究の重要性を一般の方にわかりやすく説明することの必要性と、一つの死後脳を可能な限り研究の発展のために有効に使用することの重要性を感じました。
　オランダ脳バンクのDr. Ravidのお話はわかりやすくてよかったです。Do not take your brain to heaven. Heaven knows your brain is needed. というキャッチを書いたポスターのスライドを出していましたが、PRがうまいと感じました。もちろん、これの直訳は日本では通用しませんから、文化的・宗教的背景を考えたPRをしていく必要があるでしょう。
　University of Central Floridaで大きなラボを運営されているSugaya先生は、人の死後脳より取り出したstem cellをラットに移植し、学習能力を向上させる、

*藤田保健衛生大学総合医科学研究所システム医科学研究部門
**東京工業大学大学院生命理工学研究科

という研究を紹介されていました。人の細胞がしっかりとまわりにインテグレートされていてすごかったです。ただ、ほとんどはそうでも、わずかな割合でわけのわからない組織に分化してしまうものもあるので、そのあたりは課題だとのこと。精神疾患にも adult neurogenesis に原因があるのではないかという説も出されていました。

　加藤先生と岩本さんのマイクロアレーをやるときは pH が重要であるというお話はあちこちで引用されていました。そういった confounding factor を検討するのは大事なことでしょう。NeuN 抗体と FACS を用いて神経細胞をうまく取り出して、エピジェネティックな解析をするという方法がうまく行きそうとのことで期待。

　瀬藤さんの Mass イメージングについてのお話はたいへんわかりやすかった。これはまさにカッティングエッジのツールです。「見つけようとする人にしか見えない」に全く同感。私が網羅的解析が好きな理由に一つは見えることがあります。「統合失調症は、現代の結核である。わからないものは怖いが、わかると怖くなくなる。」というのはうまい表現だと思いました。

　家族会の方のスピーチは、ドナー登録をするということの決断をするお気持ちが少しわかったような気がいたします。有効に研究に活用して、少しでも早く多くの方が救われるようにする努力をする必要を痛感しました。

　全体を通してブレインバンクについて思ったことは……サンプリングの手続きをできるだけ標準化して、国レベル、できれば国際的レベルのネットワークを作ることが大切。一つの死後脳が極めて貴重なサンプルに、これは必須でしょう。

　各脳についての各種情報をデータベース化する必要を Sugaya 先生も話していましたが、例えばジーンチップをいくつかの脳部位でデフォルメしたデータを公開しておく。それとともに、脳の部位の availability も visual にしておく。そうやって貴重な一つの脳を活かす必要があるでしょう。

　死後脳を使う研究者もドナー登録する。コントロールの脳を取得するのがたいへん困難だとのこと。自分の脳を例外にしておいて一般の広報は難しいでしょう。研究者の脳がコントロールとして適当かどうかもですが……。

コメント

2006年10月24日　03:52　　Keko

　オーガナイザーの池本桂子です。おかげさまで盛会でした。宮川先生のご招待で神経科学SNSのシステムに入会させていただきました。ブレインバンクの事務局長、高野さん（患者さんのご家族）に見せて差し上げたいと思い、プリントアウトいたしました。

　本音…脳バンク運営にたずさわる人の研究がなかなか進まないのが悩みの種……

2006年10月24日　08:17　　宮川 剛

　やはり、しっかりとしたファンディングによって、脳バンク運営にかかわる研究者の方々のご負担を軽減するのが大事なように思います。容易でないかもしれませんが、ぜひがんばってください！

宮川 剛　京都大学大学院医学研究科先端領域融合医学研究機構
（現：藤田保健衛生大学総合医科学研究所システム医科学研究部門）
（「神経科学者SNS」より抜粋）

　今回のシンポジウムに参加して、ヒトブレインバンクの必要性と問題点を再認識することができました。適切なモデル動物がない精神疾患の原因解明のために、ヒト剖検脳の解析が必須であることはいうまでもないことです。

　その一方、ブレインバンクの構築や維持のためには、経済的支援ばかりでなく人的支援も重要であることを痛感しました。ブレインバンクの構築に携わってくださる方々に対する、適切な評価の方法も考えられなければならない問題の一つであると思います。貴重な財産としてのバンクの構築や維持に携わる方々の労力に報いるだけのものが必要と思いますが、まだ十分な評価はなされていないのが現状ではないでしょうか。ヒト研究用試料は、動物や物のようにお金を出して購入してくるというわけにはいかず、医師と患者の信頼関係によって善意の寄付の形で一人一人の患者さんやご家族から提供を受けて初めてバンクを構築することができます。研究を行っていない一般の医師にとって、バ

ンクのための献体をお願いすることは、労力がかかるだけでほとんどメリットがない状況と思います。かといって、亡くなりそうな（あるいは亡くなった）患者さんのところにバンク関係者が出向き、献体のお願いをすることは、患者家族にとって精神的苦痛を伴うであろうことは想像に難くありません。もっと日本人の「科学」や「研究」に対する理解が深まり、献体をすることが日常的な形になってほしいと思います。日本人にとって、献体がかなり大きな心情的バリアを持つことであるとは思いますが、地道な広報活動により少しずつ裾野が広まっていくのを、時間をかけて待つしかないのでしょう。そのためには、3年ないし5年の期間の科学研究費では不十分であり、せめて10年あるいはそれ以上の期間継続的に支給される研究費の創設が望まれます。

　　　　　　　　　　一瀬宏　　　東京工業大学大学院生命理工学研究科

おわりに

　シンポジウムを通して様々な方面の方からブレインバンクの構築、倫理や研究の方向性などについてのご意見をいただきました。本書では、紙面や時間の関係ですべてをご紹介することはできませんでした。けれども、本シンポジウムによって、ブレインバンクの設立とネットワークの構築、脳サンプルを用いた研究の推進について情報を交換することができ、また多方面の関係者の人的交流を図ることもできたようです。このシンポジウムにご参加下さった先生方の多くは、現在もやはり、精神科臨床や脳研究を続け、生物学的精神医学会のブレインバンク設立委員としてご活躍されています。また、シンポジストの諸先生方のご研究が大きく発展し、瀬藤先生のグループが開発に携わられた質量顕微鏡は、当たり前の研究機器として普及するほどの進展がみられました。

　「精神疾患死後脳バンクのネットワークを用いた研究の推進」という当初の研究課題の達成には、膨大な時間と労力を要するものと予想しておりましたが、関係者のご尽力により、人々の意識も変わりつつあります。今後の一層の発展を期待しつつ、微力ながらも引き続き努力を続けてまいりたいと考えております。

© 2010　　　　　　　　　　　　　　　第1版発行　2010年11月30日

ブレインバンクが拓く
精神疾患研究

編　集　第1回ブレインバンクシンポジウム
編　著　池　本　桂　子

（定価はカバーに表示してあります）

　　　　　　　　発行者　服　部　治　夫
　　　　　　　　発行所　株式会社 新興医学出版社
〈検印廃止〉
　　　　　　　　〒113-0033　東京都文京区本郷6-26-8
　　　　　　　　電話　03（3816）2853
　　　　　　　　FAX　03（3816）2895

印刷　株式会社 藤美社　　ISBN978-4-88002-821-7　　郵便振替　00120-8-191625

- 本書の複製権・上映権・譲渡権・公衆送信権（送信可能化権を含む）は株式会社新興医学出版社が保有します。
- [JCOPY]〈（社）出版者著作権管理機構 委託出版物〉
  本書の無断複写は著作権法上での例外を除き禁じられています。複写される場合は、そのつど事前に（社）出版者著作権管理機構（電話 03-3513-6969、FAX 03-3513-6979、e-mail : info@jcopy.or.jp）の許諾を得てください。